誰も教えてくれなかった

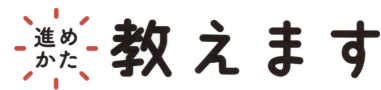
血液透析の進めかた教えます

著 長澤 将　　監修 宮崎真理子

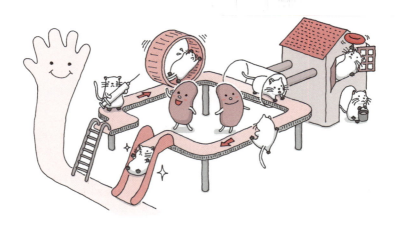

羊土社
YODOSHA

謹告

　本書に記載されている診断法・治療法に関しては，発行時点における最新の情報に基づき，正確を期するよう，著者ならびに出版社はそれぞれ最善の努力を払っております．しかし，医学，医療の進歩により，記載された内容が正確かつ完全ではなくなる場合もございます．

　したがって，実際の診断法・治療法で，熟知していない，あるいは汎用されていない新薬をはじめとする医薬品の使用，検査の実施および判読にあたっては，まず医薬品添付文書や機器および試薬の説明書で確認され，また診療技術に関しては十分考慮されたうえで，常に細心の注意を払われるようお願いいたします．

　本書記載の診断法・治療法・医薬品・検査法・疾患への適応などが，その後の医学研究ならびに医療の進歩により本書発行後に変更された場合，その診断法・治療法・医薬品・検査法・疾患への適応などによる不測の事故に対して，著者ならびに出版社はその責を負いかねますのでご了承ください．

推薦の言葉
〜アニキが教える「これだけは覚えておけ」〜

長澤将先生は，高齢化が進む東北の透析業界で久しぶりに誕生した「モノ言う」若手医師だ．その長澤先生がこのたび「誰も教えてくれなかった血液透析の進め方教えます」という本を上梓した．推薦の言葉を書いてほしいと直接電話をいただいたときに，思わず懐かしい気持ちになった．ちょうど今から15年ぐらい前，既存の教科書に飽き足らず，自分たちで腹膜透析の教科書をつくったときと全く同じ感覚だったからだ．

慢性透析治療には，もちろんエビデンスに基づく標準的な治療方針がある．しかし，この領域が他の医療分野と少し違うところは，日常の試行錯誤と患者との関係のなかで，それぞれの医師のなかにエッセンスが凝集し，自らの「透析道」のようなものができることにあるだろう．本書は長澤先生のその発露であり，透析を学びはじめたばかりで，「透析はなんだか難しそうだな…」と気後れしている初学者に，「これだけは覚えておけ」とアニキが語りかける体をとっている．

本書では習熟度レベルに応じて，必要な知識を★の数であらわしており，初歩的なところから比較的上級なテーマまで，段階的に理解が進むような構成になっている．この辺もきっと長澤先生が通ってきた道なのだろう．皆さんには，長澤アニキが示す過程を繰り返し学習することで，透析治療に対する理解が深まり，さらなる向上心が培われるであろう．

原稿を読んで最も感心し，共感したことは，「目の前にある患者に答えがあることを忘れるな」というメッセージである．ドライウエイトを決めるにも，透析条件を決めるにも，患者にとって最も大切な栄養とQOLを常に考えなさいと強調している．これは同じ仙台の故・石崎允先生が，繰り返しわれわれに教えたことである．われわれは，本書を通して透析医療の基本に立ち返り，患者や家族に対する優しさ，人間が生きていく意味にも思いを馳せる．長澤アニキには，今後も元気に発信を続けてほしい．

2019年6月

医療法人社団清永会 矢吹病院
腎不全総合対策室 室長
政金生人

監修の序

　1968年に人工腎臓が保険収載となってから50年が過ぎた．以来，慢性透析患者は増加を続け，2017年末現在の慢性透析患者は33万人を突破し，新規導入患者は4万人台となった．近年は，年齢や合併症の点でリスクの高い患者にも良質，安全な透析医療を提供できるようなったが，これは透析療法の技術や医薬品の目覚ましい進歩の恩恵によって，患者の病態に合わせた選択肢が広がったことによるであろう．例えば，清浄な透析液供給，血液ろ過透析の普及，ダイアライザーの素材や性能，抗凝固薬，そして血管アクセスの選択が広がったことで血液透析の質は大きく改善した．貧血管理における赤血球造血刺激因子の種類や用量の選択とともに，鉄も鉄剤にとどまらず，鉄含有のリン吸着薬も視野に入れた調整も必要となった．骨ミネラル代謝の治療ではリン吸着薬の種類が増えたことや，活性型ビタミンDと誘導体の投与やカルシウム受容体作動薬の用量調節によって管理目標達成が求められている．適正体重を設定するにあたっては，ナトリウム利尿ペプチドやインピーダンス法も日常的に利用できるようになった．しかし，これらの選択内容とアウトカムに関する科学的根拠は十分なのか，経験者の知恵の領域を出ていないのか未解決な点も多々ある．したがって，何をどう選ぶか途方に暮れる初学者も少なからずいることであろう．

　そこで，著者の長澤氏は日々研修医や専攻医と対話して指導，診療している世代として，初学者が気軽に手に取って通読できるボリューム，構成で本書を執筆した．説明図もふんだんに盛り込まれており，読みやすいものとなった．さらに学習を深めるために重要な医学論文も各稿で紹介している．本書が透析医学を学び，透析患者に接する全ての人々にとって有益な書となることを願ってやまない．

2019年6月

東北大学大学院医学系研究科
腎・高血圧・内分泌学分野
宮崎真理子

はじめに

　本書は血液透析の初学者向けに書きました．血液透析というと色々な要素をマネージする必要があり，敷居が高く，勉強をしにくいと思っている方が多いかもしれません．本書ではそのハードルを下げるために，日常臨床のなかでのポイントに重み付けをしました．

　透析医療を専門的にやっていると，「それは当たり前だよね」という前提があります．その「当たり前」の部分を平易に解説しようと試みています．

　重要度別に★をつけてあり，★3つの部分を読んでいただくだけでもお役にたてると思います（本書の内容が，「当たり前だ」と思われる方はすでに初学者ではありません）．★2つが理解できたら★1つを読んで，これが理解できたら星なしも読んでいただければ役に立つと思います．

　同じことを繰り返し，繰り返し述べていますが，本当に大事な事をキチンとできるだけで格段に違います（料理の仕込み，楽器の音階練習などと同じように基礎が大事です）．

　初学者向けとは言いつつ，結構な数の参考文献を載せています．キチンと調べたい方はぜひとも原著論文にあたってさらにステップアップを目指してください．

　この本が読者の皆様を通して，患者の役に立つことを心より願っております．

　本書の企画をくださり，アドバイス・校正をしてくださった羊土社の鈴木美奈子様のご尽力に厚く御礼を申し上げます．

　また，私の仕事を理解しサポートしてくれる家族，ならびに一丸となって透析医療を提供し，本書で「当院」と記載させていただいた石巻赤十字病院をはじめ，石巻地区のスタッフに本書を捧げます．最後に本書を執筆中に亡くなった矢野光士先生，研修医時代から透析について教えいただき本当にありがとうございました．この場を借りて感謝を申し上げます．

2019年6月

東北大学大学院医学系研究科
腎・高血圧・内分泌学分野
長澤　将

誰も教えてくれなかった

血液透析の進めかた教えます

contents

第1章 透析のキホン

❶ 血液透析とは ………………………………………… 12

❷ これだけ決めれば臨時透析ができます ………… 13
ダイアライザ，抗凝固薬，DW（除水）

❸ どのダイアライザがいいですか？ ……………… 17
Pや栄養状態に関係あり

❹ 大事な透析時間・透析回数 ……………………… 24
最低ラインは1回4時間・週3回

❺ この人が透析をする目的は？ …………………… 26
透析でできること，できないこと

❻ 現在のADLはどのくらい？？ ………………… 29

❼ 日，週，月，年の単位で考える要素とは？ …… 33

❽ 透析患者の病歴聴取 ……………………………… 38

第2章 DWの現実的な決め方

❶ ドライウェイトの設定 …………………………… 40

❷ 心胸郭比は基本！ ………………………………… 45

❸ 透析患者の血圧を決める要素とは？ …………… 47
血圧＝心拍出量×末梢血管抵抗

❹ 血圧・浮腫と透析の関係 ………………………… 49
「家に帰ってからどうですか？」で考える

❺ 透析中の血圧の推移，見てますか？ …………… 52

❻ hANPや心エコーも大事です …………………… 56

❼ 透析間の体重増加 ………………………………… 58

❽ 体組成計も役に立つ ……………………………… 61

第3章 貧血の改善

❶ 年齢と活動性に応じた貧血コントロールを！ … 63

❷ 過ぎたるは及ばざるがごとし …………………… 65
Hb > 13g/dL にはしない

❸ ESA製剤が効きません！ ………………………… 67
原因は鉄欠乏性貧血

❹ カルニチン補充は奥の手！ ……………………… 70

第4章　栄養とCa・Pのコントロール

❶ 骨皮人間をつくっちゃダメですよ 72
　　栄養状態が悪いと長生きできない

❷ 薬物療法の前に透析でできること 75
　　P値のコントロールに重要なファクター

❸ 結局，高リン血症治療薬は何がいいの？ 76
　　Ca入り高リン血症治療薬は予後が悪い？

❹ ビタミンDはどうしましょう？ 81

❺ カルシミメティクスを使ってPTHをコントロールしよう ... 83

❻ 栄養状態とP管理のトレードオフ 85

第5章　透析中のトラブルシューティング

❶ 透析中に血圧が下がりました！ 87

❷ ドライウェイトにいけませんでした 92

❸ 血流量がとれません 94

❹ バスキュラーアクセスの管理はどうしましょう？ ... 96

❺ 足つりました 99

❻ 身体がかゆいんです 101

❼ 熱がでました 104

❽ DWにいけませんでした，ECUMを使いますか？ ... 107
　　「血圧が下がらない」は迷信

第6章　ステップアップの知識！原理や最新知見を知って，さらによい透析を！

❶ 血液透析の原理 109
　　拡散と限外濾過

❷ CKDとAKIの定義・診断 115

❸ 緊急透析の適応 119

❹ 透析導入時の処方とタイミング 124

❺ CHDFに期待しすぎてはいけない 126

❻ 急性腎障害に対する血液浄化の適応とタイミング ... 129

❼ 新しいマーカー 132
　　NLRとMg

❽ フットケアを忘れずに 135
　　足がないと長生きできませんよ！

❾ 造影剤使用時の透析の考え方は？ 137

索　引 140

誰も教えてくれなかった
血液透析の進めかた教えます

第1章 透析のキホン

1 血液透析とは

Lv. ★★★

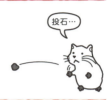

血液から不要・有毒な物質を除去する治療を**血液浄化療法**といいます（図1）．このうち，機能しなくなった腎臓の代わりに他のもので補うことを**腎代替療法**といいます．日本では腎代替療法の95％以上が**血液透析**となっています．

腹膜透析と対比される広義の「血液透析」と，HD（hemodialysis）である狭義の「血液透析」は意味合いが異なるので注意しましょう．本書では，広義の血液透析の意味で使用していきます．

透析療法の原理を詳しく知りたい方は 第6章 -❶ を参照してください．

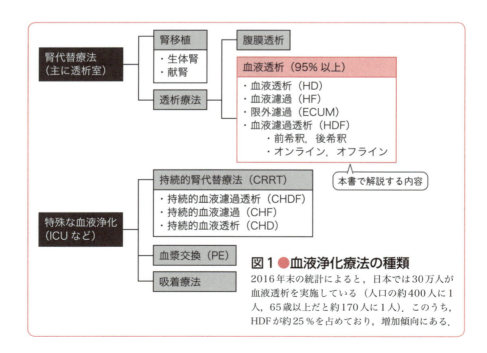

図1 ●血液浄化療法の種類

2016年末の統計によると，日本では30万人が血液透析を実施している（人口の約400人に1人，65歳以上だと約170人に1人）．このうち，HDFが約25％を占めており，増加傾向にある．

第1章 透析のキホン

2 これだけ決めれば臨時透析ができます

Lv. ★★☆　ダイアライザ，抗凝固薬，DW（除水）

「何を使って血液透析をしますか？」と聞かれて，ぱっと答えられない人がこの本の対象者です．ここでの「何」は，ダイアライザと抗凝固薬とDW（あるいは除水量）を意味します（図1）．

1 ダイアライザ（図2）

最近のダイアライザは固有の特徴や技術力にそれほど違いはなくなっています（第1章-3 参照）．皆さんの病院で使っている「いつもの」で大丈夫です．旅行中に透析にきた患者の場合，「前回の透析と同じ膜面積」にすればほとんど大丈夫でしょう[1]．オンラインHDFではヘモダイアフィルターを使います．

臨時透析では「膜面積が一番小さいもの」にすれば大丈夫です[1]．ちなみに透析室で耳にする「イッテンゼロ」や「ニーテンゴ」という言

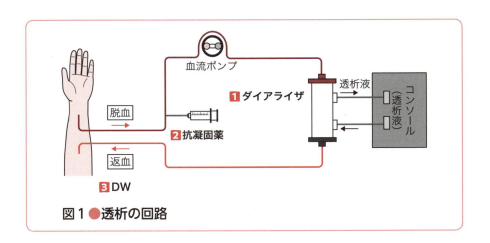

図1 ● 透析の回路

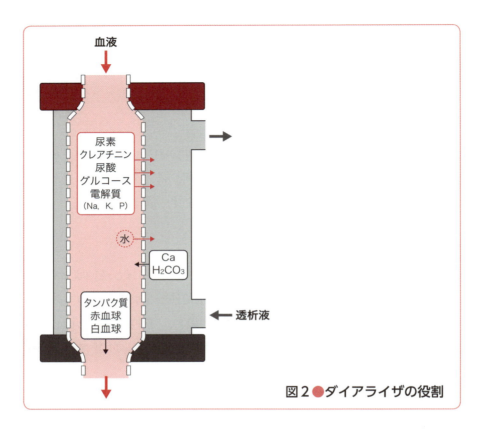

図2●ダイアライザの役割

葉は「膜面積が1.0m^2, 2.5m^2」ということです．

ダイアライザには，XXX-150Xなどと書いてありますが，この真中の数字が膜面積です（150は1.5m^2, 250は2.5m^{2}のことです）．慣れてくると，最初のXXXをみると，何の材質のダイアライザかわかるようになります．この種類については，文献2に一覧が載っています．

2 抗凝固薬

血液透析では体外に血液を取り出すため，そのままでは血が固まってしまいます．そこで抗凝固薬が必要となりますが，最もよく用いられるのが**ヘパリン**です．

表1 ●抗凝固薬

①通常の患者
未分画ヘパリン：透析開始前に1,000〜3,000単位を静注，開始後500〜1,500単位/時（約10単位/kg/時）で持続静注．
②HIT，出血傾向の患者，術後の患者
ナファモスタットメシル酸塩（フサン®）：20〜40mg/時で持続静注．

　通常ヘパリンは，透析開始に先だって1,000〜3,000単位を投与し，透析開始後は1時間あたり500〜1,500単位を持続的に投与します（表1）．なお，同じ患者でもたまに回路が凝固することがあり，その場合は一時的にヘパリンの量を増やしますが，その後の透析でヘパリンの量を元に戻しても凝固しないことが多いので，体調の問題なのかもしれません．

　HIT[*1]などを起こした患者ではナファモスタットメシル酸塩（フサン®）やアルガトロバンが使われます．ナファモスタットメシル酸塩は3,870例中6例（0.16％）で何らかのアナフィラキシー症状をきたしたと添付文書に書いてあります．透析開始直後の血圧低下では薬剤アレルギーも想起しましょう[3]．以前にナファモスタットメシル酸塩でショックになったことがある人は原則禁忌ですので，本人に「フサン®で具合が悪くなったことはないですか？」と聞くことはもちろん透析手帳や紹介状をきちんと確認しましょう！

3 DW（除水）

　最後にドライウェイト（DW）ですが，これが大事です．DWは透析終了時に目標とする体重のことです．透析患者が適応できるであろう最低体重をDWとして設定します（第2章-❶参照）．「体重の増えが

[*1]：HIT：heparin induced thrombocytopenia（ヘパリン起因性血小板減少症）．ヘパリン使用患者の0.5〜5％に生じる重大な副作用．免疫機序を介して血小板減少や血栓塞栓症を引き起こす．適切な治療が行われない場合，生命を脅かす重篤な病態．

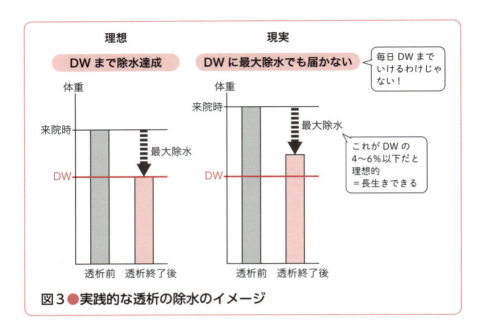

図3 ● 実践的な透析の除水のイメージ

多くてDWにいけなさそうです」というときは，当院では**最大除水**を**おおむねDWの5％**としています（図3）．ただし，心拍出量の落ちた心不全患者や末梢神経障害・循環障害をもつ患者では除水量の安全域は狭くなります（第2章 参照）．中2日での体重の増え幅が5％以内，中1日での増え幅を3％程度に抑えて，毎回DWで終えるのが理想的ですが，現実的には週の最後の透析でDWになるように，患者と相談して折り合いを付ける必要があります．

◆ 文献
1）日本透析医学会「図説 わが国の慢性透析療法の現状」2008年末の慢性透析患者に関する基礎集計（http://docs.jsdt.or.jp/overview/index2009.html）
2）「新ハイパフォーマンスダイアライザ Up to Date」（竹澤真吾，福田 誠/編），東京医学社，2016
3）奥山直美：ナファモスタットメシル酸塩（注用フサン®）の安全対策における鳥居薬品株式会社の取り組み −特にアナフィラキシーの副作用に注視して．日本アフェレシス学会雑誌, 36：121-124, 2017

第1章 透析のキホン

3 どのダイアライザがいいですか？

Lv. ★☆☆　Pや栄養状態に関係あり

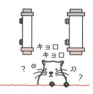

　よく「どのダイアライザがよいですか？」と質問を受けます．ダイアライザに求められるのは，①尿毒症物質がよくとれて必要な成分は抜けにくい，②ダイアライザに触れた血液が凝固せず，他の有害な反応を起こさないことです．多くの製品はこれをめざして改良が進んでいます．ここでは最低限の知識を確認しておきましょう．

　原理を知らなくても透析はできます．少し難しいと感じたら飛ばして **3** へ進んでも構いません．

1 基本構造

　ダイアライザにはコイル型，積層型，中空糸型などがありましたが，透析の基本原理はすべて同じです．現在では効率・安全性に優れる中空糸型が大半を占めています（図1）．中空糸には小さな穴（直径10nm＝0.01μm）が無数にあいています．中に血液，外側に透析液を流すと，身体に不要な物質が透析液側に出て行き，不足している分が血液に入ってきます．

　中空糸は半透膜をストロー状にしたものです．中空糸の数が多いほどダイアライザの膜面積が大きくなり，透析の効率も上がります．

　膜面積が大きい方が生命予後がよいことも示唆されています[1]．なお，$β_2$-ミクログロブリンなど中分子の除去量は膜面積が大きいほど増えますが，BUN・K・Pなど分子量の小さなものはそれほど違いがありません．

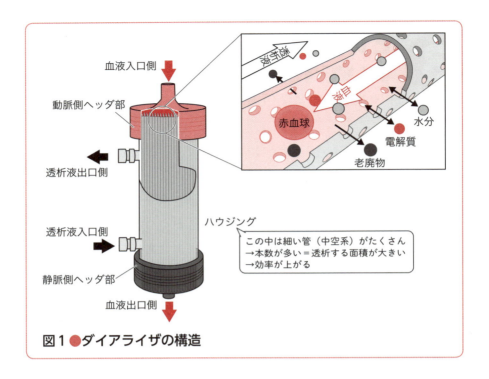

図1●ダイアライザの構造

2 種類・機能分類

　透析膜はセルロース系と高分子系の大きく2つに分けられます．透析膜は溶質除去能により機能分類されていますが，中空糸型ダイアライザはβ_2-ミクログロブリンのクリアランスとアルブミンふるい係数を指標として分類されています（**表1**）[2]．

　血液・生体にとって膜は異物であるため，接触するとさまざまな生体反応が生じます．生体反応が少ない膜ほど適合性に優れています．生体適合性が高いとされるポリエーテルスルフォン（PES膜），ポリメチルメタクリレート（PMMA膜）はポリスルホン膜（PS膜）に比べて予後がよいという報告もあります[3]．

表1 ● 血液浄化器（中空糸型）の機能分類

		血液透析器		血液透析濾過器[*1]
		アルブミンふるい係数[*2]		ヘモダイアフィルター（血液濾過透析用）
		< 0.03	0.03 ≦	
β_2-MGクリアランス	70 ≦	Ⅱ-a型	Ⅱ-b型	S型
	< 70	Ⅰ-a型	Ⅰ-b型	

*1 後希釈用もしくは前希釈用のどちらかの性能基準を満たさなければならない．基準を満たしたものは，膜を介して濾過・補充を断続的に行う「間歇補充用」にも使用可能である．
*2 アルブミン濃度の定量はBCG法による．
文献2より引用

3 膜面積

　膜面積が大きくなるとPの除去率が高くなりますが，もっと大事なことは透析時間と血流量（Q_B）です．お金に例えるならば，透析時間が1万円，血流量が1,000円，膜面積は100円くらいの価値です．しっかり時間をかけて透析をするのが何よりも大事です．

【重要度】透析時間 ＞＞ 血流量（Q_B）＞＞＞ 膜面積

　実際には体格に応じた膜面積のダイアライザを選ぶとよいでしょう．下記に一例を示します．

　体重75kg以上　2.5m^{2}以上
　　　 60〜75kg　最低2.0m^{2}以上
　　　 45〜65kg　最低1.5m^{2}以上
※体格が大きければ，膜面積も大きいほうがよいです．

4 血流量（Q_B）

　血流量（quantity of blood flow：Q_B）は，血液ポンプによって1分間にどのくらいの血液がとり出されるかを意味します．透析効率を上げるためには高いQ_Bが必要となります．Q_Bは200mL/分が一般的と

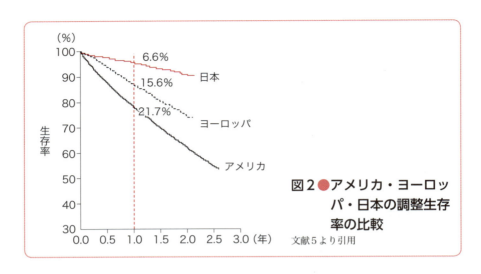

図2 ●アメリカ・ヨーロッパ・日本の調整生存率の比較
文献5より引用

表2 ●国別の血流量（Q_B）

	日本	アメリカ	ドイツ	オーストラリア/ニュージランド	カナダ
平均透析時間（分）	237	217	267	271	237
平均血流量（mL/分）	210	428	308	316	372
糖尿病原疾患（％）	34.7	54.5	35.4	43.5	35.7
平均寿命（歳）(WHO 2015年)	83.7	79.3	81.0	81.5	82.2

文献6より抜粋引用

されているようですが，当院ではほとんどの患者でQ_Bを300mL/分にして行っています．

　日本でも海外でもQ_Bが大きいほど生命予後がよいことが示唆されています[1,4]．一方，アメリカではQ_Bは平均430mL/分で行っていますが透析患者の予後が悪いのです（図2，表2）[5,6]．これはアメリカでの1回透析時間は平均217分であり，日本の平均237分よりも短いことが理由の1つです．もう1つ大きい理由はアメリカの透析の原疾患の54.5％が糖尿病である点です．

　例えばニュージランドの平均透析時間271分，ドイツの267分に比

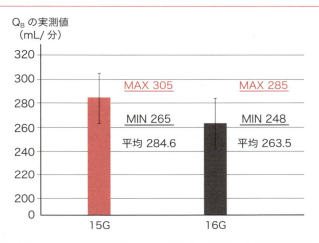

図3● 15G針・16G針使用時におけるQ$_B$ 300mL/分設定時の実測値
当院のデータ．Q$_B$を300mL/分に設定して，15Gと16Gの穿刺針でQ$_B$を比べました．Gは針の太さの単位であり，小さい方が太くなります．15Gで平均284mL/分ですが，16Gだと平均263mL/分しかとれません．Q$_B$を300mL/分に設定しても実際には300mL採取できているわけではないのです．やはり針が太くないと十分に血流がとれません．

べても，日本の予後がよいことは特筆すべきです．もちろん透析だけが予後を決めるわけではなく，その国々の保険制度や医療へのアクセス，死生観などが絡んできますが，長寿国である日本では予後をよくする可能性が高く，血流量を上げられる人については血流をとれるだけとるのがよいでしょう．もちろん，シャントの発達が個々に異なるので，その患者において苦痛なくとれる範囲でできるだけとることをおすすめします．図3も参照してください．

しばしば「Q$_B$を上げると血圧が下がる」という意見を耳にしますが，当院ではあまり経験しません．昔から透析にかかわっている方の話では，除水コントローラーがなかったころにQ$_B$と除水量が関係していた名残だそうです．心負荷が増えると懸念する方もいますが，心拍出量や心負荷にそれほど変化はないという報告があります[7, 8]．

5 アルブミン（Alb）

「アルブミンの漏出はどうしていますか？」という質問をよく受けますが，通常の透析の場合，「気にしてないです」と答えています．これには根拠となるデータがあります（図4）[9]．透析時間が長い方が，血流が大きい方が，ダイアライザの膜面積が大きい方がAlb値が高くなるというものです．これはよい透析をすればするほど栄養状態がよくなることを示唆していると言えます．ただし通常の透析では0.5〜4g程度のアルブミン漏出とされていますが，**オンラインHDF**では10g近く漏出する場合があるので別に考えなくてはいけません．

「しっかり透析を受けて，しっかり食べてよい栄養状態を！」というのは研修時代のオーベンの教えなのですが[10]，私も「しっかり透析をすると，食べたものがしっかり栄養になる」と考えています．腎不全の状態が栄養の吸収を悪くしているのか？ それとも，吸収された栄養を各臓器がうまく使えないのかはわからないですが…事実として「透析をしっかりすると栄養状態がよくなる」ことは大事だと思います．

このことを考えていて，おもしろい論文を見つけました．「透析中のアルブミンの漏出は臨床的な予後に関与しない」というものです．透

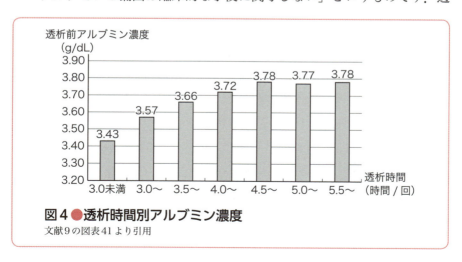

図4 ● 透析時間別アルブミン濃度
文献9の図表41より引用

析ごとにアルブミンの漏出が1g以下の群と3g以上の群で予後に影響がないという報告です[11]．びっくりしたのが，アルブミンが多く抜ける群と少なく抜ける群で血清Alb値にも差がないのです！ この報告をしたグループ，もう一報出しておりアルブミン漏出が増えると，アルブミンの質が変わる（メルカプトアルブミンが増える→栄養状態が改善する）[12]，このことが透析患者の心血管イベントによい方向に関連しているかもしれない，と述べています．

アルブミンが漏出しても栄養状態のよい人はよいし，悪い人は悪い．**第6章-❶ 表1**の通り，アルブミンとβ₂-ミクログロブリンの間の大きさの物質に尿毒素が多いとされ，このあたりの分子の除去が大事だと思われます．栄養状態が悪いからダイアライザを変更して栄養状態がよくなったという人はみたことがありません．栄養状態が悪い人は，その上流にある理由を考えたほうが患者のためになるでしょう（**第4章 参照**）．

◆ 文献

1）日本透析医学会「図説 わが国の慢性透析療法の現状」2009年末の慢性透析患者に関する基礎集計（http://docs.jsdt.or.jp/overview/index2010.html）

2）川西秀樹，他：血液浄化器（中空糸型）の機能分類 2013．透析会誌，46：501-506，2013

3）JRDRにおけるHPM透析器（High Performance Membrnae dialyzer）による生命予後の比較（図表6）．「わが国の慢性透析療法の現況 2016年12月31日現在」（日本透析医学会統計調査委員会），p45，日本透析医学会，2017

4）鈴木一之，他：血液透析条件・透析量と生命予後．透析会誌，43：551-559，2010

5）秋葉 隆：透析療法の現況．日本内科学会雑誌，102：2473-2480，2013

6）DOPPS 4 (2010) Prescribed blood flow rate, by country（https://www.dopps.org/annualreport/html/bfr_mostrec2010.htm）

7）Alfurayh O, et al：The effect of extracorporeal high blood flow rate on left ventricular function during hemodialysis—an echocardiographic study. Clin Cardiol, 16：791-795, 1993

8）鈴木一裕，他：透析時血流量が心拍出量に及ぼす影響．透析会誌，48：239-242，2015

9）日本透析医学会「図説 わが国の慢性透析療法の現状」2008年末の慢性透析患者に関する基礎集計（http://docs.jsdt.or.jp/overview/index2009.html））

10）「透析医が透析患者になってわかった しっかり透析のヒケツ：エビデンスに基づく患者さん本位の至適透析（改訂2版）」（鈴木一之/著），メディカ出版，2014

11）Nagai K, et al：Implications of Albumin Leakage for Survival in Maintenance Hemodialysis Patients: A 7-year Observational Study. Ther Apher Dial, 21：378-386, 2017. doi: 10.1111/1744-9987.12526

12）Nagai K, et al：The effect of albumin leakage in hemodialysis patients on redox status of serum albumin. J Artif Organs, 19：310-314, 2016

第1章 透析のキホン

4 大事な透析時間・透析回数

Lv. ★★★　最低ラインは1回4時間・週3回

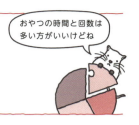

1 腎臓 vs 透析

　1週間あたりの稼働時間・処理量を腎臓と血液透析で比べてみましょう．健常者の糸球体濾過量（GFR）が60mL/分，ダイアライザを透過する血流量（Q_B）が200mL/分であることから，1週間で比較すると表1のようになります．

　血液透析の1分あたりの濾過量は腎臓の約3倍になるとはいえ，腎臓が行っている7％の時間で代用するというのは無謀なことなのです．

　しかも，血液透析ができるのは体液量の調整と分子量の小さい尿毒素を抜く働きだけで，内分泌的な働きはできません（第1章-2参照）．

2 時間と回数

　1回あたりの透析時間と予後の関係を見てみると（図1），1回あたりの透析時間が4時間未満の患者は，4時間以上の患者に比べて死亡率が約1.2～1.3倍になります[1]．まずは「**1回4時間・週3回**」を最低ラインにしましょう．

　体格の大きい患者には5時間するほうがよいでしょう．体格の小さい患者ならば3時間という選択肢がないわけではないですが，4時間

表1 ● 腎臓 vs 透析

	腎臓（GFR 60mL/分）	血液透析（Q_B 200mL/分）
稼働時間	24時間×7日＝168時間/週	4時間×3日＝12時間/週
血液処理量	60×60×24×7＝604,800mL/週 ＝605L/週	200×60×4×3＝144,000mL/週 ＝144L/週

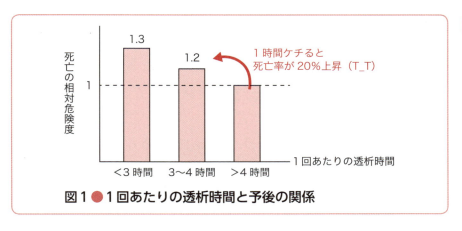

図1 ● 1回あたりの透析時間と予後の関係

でじっくり透析したほうが体には優しいです．1日たった1時間の違いですが，健康は善行を重ねるが如く薄く薄くしか積み重なりません．

● **透析指数（hemodialysis products：HDP）**

　十分な透析かどうかを週あたりの透析回数の二乗×1回あたりの時間で判断する方法があります（HDP）．文献2によると45時間が最低限，理想的には72時間以上です．1回4時間・週3回で36時間です．72時間を達成するためには1回8時間・週3回，あるいは1回3時間・週5回が必要となります．しかし透析施設ではすべての患者にその条件を満たした治療ができないのが実情です．この場合，K・Pが低くなりすぎないように調整が必要です．患者の希望，施設の方針，在宅透析やオーバーナイト透析など，背景はさまざまですが，患者数が少ないので本書では詳しく触れません．

◆ 文献

1）日本透析医学会：日本透析医学会維持血液透析ガイドライン．血液透析処方．透析会誌，46：587-632, 2013
2）Scribner BS & Oreopoulos DG：The Hemodialysis Product (HDP)：A better index of dialysis adequacy than Kt/V. Dial Transplant, 31：13-15, 2002

第1章　透析のキホン

5 この人が透析をする目的は？
Lv.★★★　透析でできること，できないこと

シンプルに考えてみましょう，血液透析でできることは何でしょう？簡単に示すとこれだけです（表1）．

- 老廃物の除去
- 水の出納（In Out Balance*1 のうち主に Out の方）
- アシドーシス*2 の補正
- 電解質の調整

生物の腎臓のように，体液量に応じて再吸収によって，尿を濃くしたり薄くしたりして調整なんてことはできません（ビールを飲むと薄い尿がでて，運動すると尿が濃くなる，あれです．表2，図1）．

ホルモンを出して赤血球を分化させたり，CaやPのバランスをとったり，血圧を調整する機能はもっていませんので，これは薬により補充や調整をしなくてはなりません（貧血→第3章，CaやP→第4章）．

血液透析の技術や医薬品が進歩した現在でも「生の腎臓の方が遥か

---

*1：In Out Balance（インアウトバランス）：Inは身体に入る水分，Outは身体から出ていく水分です．水分の主な出どころは尿です．呼気中の水や汗・便などからも水は出ますが，主に出る場所は尿となります．入院患者で言えば，点滴などでの部分もInとなります．In＞Outのときは，身体に水がたまり（体重が増える），In＜Outのときは水が減ります（体重が減る）．これらのことをまとめて考えるのが体重ですので，体重をキチンと測るのは大事です．

*2：アシドーシス：人間の身体はpH＝7.4程度に維持されています．pHが低くなればアシドーシス，pHが高くなればアルカローシスです．人間の体内では代謝により酸（Acid）が産生されます．2種類あり，教科書には揮発性酸と不揮発性酸と書いてあります．揮発性酸は二酸化炭素（CO_2）で，これは肺から排出されます．揮発とは気体になるという意味です．不揮発性酸は気体にならない酸のことで不揮発性の酸（硫酸，塩酸など），これらは腎臓から排泄されます．そのため尿は基本的には酸性です．腎不全になると，不揮発性の酸が体内に貯まることによりアシドーシスとなります（なめるとしょっぱいのは塩分のせいです）．

表1 ● 血液透析でできること

できること	ダイアライザの作用	効果
①体にたまった老廃物を排出する	尿毒症性物質の除去	尿毒症の改善
②余分な水分を排出する（除水）	体液・Naの除去	溢水の改善
③酸性に傾いた血液を弱アルカリ性に戻す（酸塩基平衡の調節）	不揮発性酸の除去	アシドーシス[*2]の補正
④血液中の電解質を調整する	K・Pの除去，Ca・重炭酸の補充	電解質が正常に戻る

表2 ● 血液透析でできないこと

できないこと	影響
①エリスロポエチンの産生	腎性貧血を生じる
②ビタミンDの代謝	ビタミンDの活性化ができない

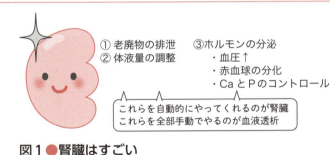

図1 ● 腎臓はすごい

にすごいんだ！」ということは常に頭のなかに入れてください．腎移植が可能であればその方がベターです（表3）．

以前は先行的腎移植と残腎機能があった方（ここでは透析を受ける前に移植を受けた場合）が生命予後はよいようでした．最近ではその差はなくなっていますが（図2），血液透析に比べて予後がよいことは一目瞭然です．

表3 ● 治療法別の生存率[1]

		症例数	1年生存率	5年生存率	10年生存率	15年生存率
生体腎	1983〜2000年	7,412	97.0%	93.5%	88.8%	84.3%
	2001〜'09年	6,859	98.2%	96.0%	92.4%	88.4%
	2010〜'15年	6,283	99.2%	97.4%	-	-
献腎	1983〜2000年	5,535	92.9%	91.9%	69.4%	60.3%
	2001〜'09年	6,242	97.5%	93.6%	86.0%	75.8%
	2010〜'15年	5,888	98.7%	94.5%	-	-
血液透析			約90%	約60%	約35%	約24%

文献1より

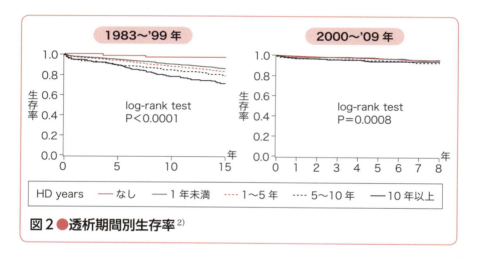

図2 ● 透析期間別生存率[2]

◆ 文献

1）2017臓器移植ファクトブック
　（http://www.asas.or.jp/jst/pro/pro8.html）
2）吉田克法, 米田龍生：先行的腎移植. 透析会誌, 49：743-750, 2016

第1章 透析のキホン

6 現在のADLはどのくらい？？
Lv. ★★★

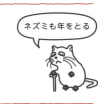
ネズミも年をとる

1 血液透析の時間的コスト

　血液透析を受けて生きていくのはたいへんです．一般的な血液透析処方で考えて，1回4時間・週3回の透析を（死亡するか，移植して透析が離脱できるまで）生涯続ける必要があります．

　しかも，透析時間が4時間であって，透析がはじまる前に通院，着替え，穿刺の待ち時間がありますし，終わった後は返血，抜針，止血をしてやっと帰宅できます．どう考えても1日仕事です．

　このほかにシャントの調子が悪くなれば，インターベンションによる修復（VAIVT）が必要になりますし，心不全や肺炎で入院することもあります．がんになればがんの治療も必要です．足が弱くなって通院ができなくなれば，家族か他の人に頼らなくてはいけません．

　末期腎不全の説明をするときに，余生をどう生きるか一緒に考える姿勢で話をしてみましょう．末期がんを宣告されて「もう手の施しようがありません」といわれると自分の死期を見つめ直す人が多いと思います．一方，末期腎不全の5年生存率は60％であり，進行がんに匹敵するほど予後が悪いことはあまり知られていません[1]．

2 ADLを考える

　患者も家族も，10年経てば10歳年をとります．透析患者は暦の倍のスピードで年をとると言う話を聞いたことがあります．老化に伴って落ちたADLが回復することは難しいです．そのだんだん失っていくモノが多い晩年まで考えて，「本当に透析を続けるか？」ということを

考えていく必要があるでしょう（**表1**）[2, 3]．

　今後の超高齢社会における社会保障制度は今のままでは継続が難しいことが予想されます．受益者（患者）の負担が増えていくことにも考慮が必要で，透析患者の自立度を保つことは患者個々のQOLにとどまらず，「継続可能な社会保障」にとっても重要です．

　私は現在40歳代ですが，もしいま腎不全となり「透析をしますか？」と問われたら，現時点ではするかもしれません．しかし，80歳で人の助けを借りなければ通院できない状況ならしないでしょう．

　あるいは私の両親のどちらかが（執筆時点では2人とも元気でADLに問題ありませんが）「透析が必要になりました」と言われたらするでしょう．でも認知症で私や孫の顔もわからないくらいだったら断ると思います．

　ただし，ここからが重要です．自分だったら，家族だったらと考えるとしても，患者の治療をするかしないか，続けるかやめるかを決めるのは医療者ではありません．患者がその先をどう過ごしたいか意思を表出できるように支援するのが医療者の役割です．倫理的かつ医学的に正しい情報を患者に提供できるよう，日ごろから患者の身体活動性，心理，社会背景の変化をみておくことが大事だと思います．

表1 ●平均余命を考えた透析医療を！

A）透析導入時の平均年齢

男性	68.6歳
女性	71.2歳

文献2の図表14より

B）平均余命

年齢	男性	女性
60歳	24年	29年
70歳	16年	20年
80歳	9年	12年
90歳	4年	6年

文献3より

C）透析患者の生存率

5年生存率	60％
10年生存率	35％
15年生存率	25％
20年生存率	15％

文献2の図表13より

3 超高齢者の透析導入

　85歳以上で透析を始めた患者の予後に関する報告では，90日生存率が81％，1年生存率が62％となっています[4]．ADLが低い患者，十分に準備せずに透析を始めた患者は予後が悪いことが示されており（図1），超高齢で透析をはじめるに当たって考えておくべきと言えます．

4 透析を中止した症例

　ADL低下を理由として，実際に透析を中止した例を紹介します．透析歴10年の80歳代後半の方です．高齢によるADL低下に加え，大腿

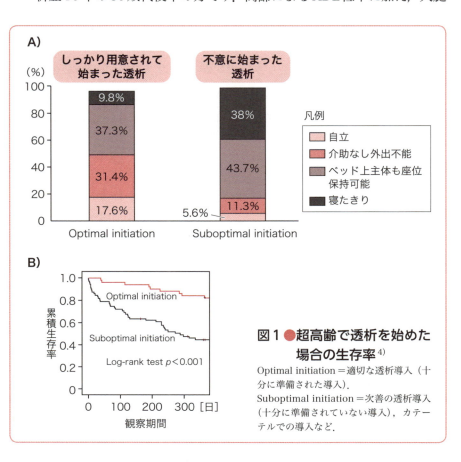

図1●超高齢で透析を始めた場合の生存率[4]

Optimal initiation＝適切な透析導入（十分に準備された導入）．
Suboptimal initiation＝次善の透析導入（十分に準備されていない導入），カテーテルでの導入など．

骨頸部骨折でさらにADLが低下しました．その後，低血圧などで日々の透析困難になって，「もう，透析イヤなんだ…」と言っていました．その方が，肺炎になり入院したとき，血圧も低かったこともあり，本人とよく話し，親族の承諾も得て透析を見合わせ，最期を看取った経験があります．

　日本透析医学会より「維持血液透析の開始と継続に関する意思決定プロセスについての提言」[5]が出ています．一度は読んでおくことを勧めます．透析の見合わせの倫理的問題は現在も議論が続いていますが，透析にかかわる人はいつか必ずといっていいほど直面する問題です．維持透析患者が心肺停止後低酸素脳症となり，多職種が各ガイドラインに従って透析を見合わせた例の報告などもあります[6,7]．もちろん，運用面では課題も多いですが，最近ではShared Decision Making（患者と医師が一緒に意思決定を行っていく）ということも広がりをみせており，皆さんも一度は考えてみるとよいと思います．

◆ 文献

1）全国がんセンター協議会（http://www.zengankyo.ncc.go.jp）
2）日本透析医学会「図説 わが国の慢性透析療法の現状」2016年末の慢性透析患者に関する集計（http://docs.jsdt.or.jp/overview/index.html）
3）厚生労働省「平成27年簡易生命表の概況」（https://www.mhlw.go.jp/toukei/saikin/hw/life/life15/index.html）
4）Kanno A, et al：Suboptimal initiation predicts short-term prognosis and vulnerability among very elderly patients who start hemodialysis. Nephrology (Carlton), in press 2017. doi: 10.1111/nep.13194
5）日本透析医学会血液透析療法ガイドライン作成ワーキンググループ 透析非導入と継続中止を検討するサブグループ：維持血液透析の開始と継続に関する意思決定プロセスについての提言．透析会誌，47：269-285, 2014
6）藤倉恵美，宮崎真理子：心肺蘇生後の治療方針を各学会の終末期医療ガイドラインに従って決定した維持血液透析患者の一例．医療倫理，5：45-52, 2017
7）藤倉恵美，他：患者本人が決断した維持血液透析の見合わせについて，「維持血液透析の開始と継続に関する意思決定プロセスについての提言」を運用するうえでの課題．透析会誌，48：705-712, 2015
8）特集 透析患者の人生の最終段階への関わり方．臨牀透析 34巻10号，2018

第1章 透析のキホン

7 日，週，月，年の単位で考える要素とは？

Lv. ★★★

　第1章-5 6において，透析は①ふだん腎臓が行っている老廃物の排泄，水の出納，電解質の調整，アシドーシスの補正を機械的に代替する治療であること，②透析を受ける患者にとっては生活の一部となる治療であることを考える必要がある，と説明しました．

　本稿では，現在透析を受けている患者にどういうアプローチが大事か，という話をします．

1 DW ～毎日考える （第2章参照）

　毎日考えなくてはならないのは，「透析終了時に目標とする体重（ドライウェイト：DW）が適正であるか」ということです．

　前回透析終了から次の透析までに蓄積する体液量によってDWが変わってきます．心不全にならないように，かつ心不全を避けようと低くしすぎて透析後に低血圧で臓器や四肢末梢の虚血，シャントトラブル（第5章-4）のもとにならないよう体重が適正体重になります．いずれにしても「死」につながる要素であり，まずDWをキチンと設定することは何よりも大事です．

2 予後を決める要素 ～中・長期で考える

　DWがキチンと決まったら，次は検査結果を評価しましょう．治療介入によって改善しやすい項目もありますが，患者の全身状態が反映された検査項目はピンポイントでの介入が難しいです．

　栄養状態が悪いと長生きできないのは過去から現在に至るまで人類

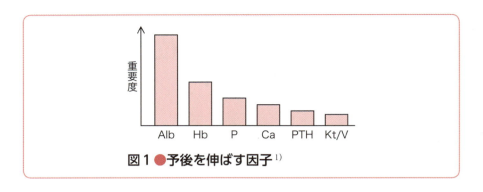

図1 ●予後を伸ばす因子[1]

共通の現象です[1,2]．そして，透析を要する腎不全は低栄養に陥りやすい生体環境です．週3日の血液透析では腎臓の機能の15％程度しか代行していない不自然な状態が長期に続いているからです．十分に尿毒素を除去することは，栄養状態をよくすることにつながります．

　栄養の評価指標である血清アルブミン（Alb），臓器に酸素を運ぶヘモグロビン（Hb），それぞれの濃度が低い患者は予後が悪化します．さらに，血管や骨の変化に影響する血清カルシウム（Ca），血清リン（P）代謝とそれを制御している副甲状腺ホルモンの状態は心臓血管系の合併症や骨折などを通じて患者の予後に影響を及ぼします（図1）．

　ガイドライン[4]上も「血清P濃度，血清補正Ca濃度，血清PTH濃度の順に優先して，管理目標値内に維持することを推奨する」とあります．つまり優先順位は次のようになります．

Alb ＞＞＞ P ＞ Ca ＞ PTH

● Alb（アルブミン）

　Albは採血でわかる因子のなかでもっとも予後に影響します．栄養状態（Alb）が悪いと長生きできないのは当然ですし，エビデンスもあります[1,2]．

● Hb（ヘモグロビン）

　Hbは赤血球中に存在するタンパク質であり，各臓器に酸素を供給します（第3章-❶参照）．Hbが低値だと貧血になり，さらに心不全・ADL低下へつながり，予後に影響がでてきます．

● P（リン）

　Pが高値だと血管の石灰化を進めるため予後が悪くなります．もちろん一晩で石灰化することはないので，10年後の予後に関連してくる，という意味です[3]．

　Pはタンパク質に多く含まれ，なかでも乳製品・魚肉加工品・中華麺など"美味しいモノ"にたくさん含まれています．Pは腎臓から排泄されるために，腎不全になると体内に蓄積します．

　なお，食品加工時に添加される無機Pがいつの間にか蓄積してしまうこともあり，タンパク質摂取が過剰ではないのに高リン血症になるケースに注意が必要です．

　Pの数値だけみて厳しく制限するとタンパク質摂取不足になり，筋肉量が痩せていきます．筋肉量が少ない→転んで骨折→寝たきり→誤嚥性肺炎で死亡，というよくある流れにならないように注意が必要です．

● Ca（カルシウム）

　体内では主に骨として存在します．腎不全になるとビタミンDの活性化が起こらなくなり，Caが低下します（第4章-❶ 図1）．

　Caが極端に低値の場合は摂取不足で栄養状態が悪いことが予想され，高値の場合は動脈硬化が促進するために予後が悪くなります．

　PもCaもシグナル伝達や筋収縮などで大事な役割を果たしています．

● PTH（parathyroid hormon，副甲状腺ホルモン）

　Phosphate Trash Hormone＝Pを棄てるホルモン，と覚えるとよいでしょう．腎不全になるとPTHが上昇します．PTHが直接的にど

のような影響を及ぼすかは難しいところですが，①P・Caがコントロール不良になる，②FGF23（線維芽細胞増殖因子23）と影響し合い左室肥大などを起こす，と言われています．

生物活性のある全長PTHのみを測定する新しい方法として，whole PTHがあります．PTH＝whole PTH×1.7で換算されます．PTHとwhole PTHは測定上の違いなので，臨床上は問題になりません．

● Kt/V（標準化透析量，ケーティーオーバーブイ）

1回の透析で総体積量の何回分をきれいにしたかを示し，透析効率を測る指標の1つです．Kt/Vが大きいほうが予後がよい傾向があります．HDPも参照してください（第1章-❹）．

K＝クリアランス（mL/分），t＝透析時間（分），V＝総体液量（L）をあらわしています．ダイアライザや血液量を増やしてKを上げたり，透析時間（t）を長くすると，Kt/Vを上げることができます．

3 予後を見据えた治療を

あなたが診ている患者は何歳ですか？ 平均余命と透析患者の生存率の双方をもう一度考えてみましょう（表1，第1章-❻ 表1）．

すべての要素をよくしたい，というのは理想的ですが，これはある意味画一的だと思います．その患者に合った指導が大切ではないでしょうか．現在では血管の石灰化を抑えつつ，栄養状態を維持するような指導が可能になりつつあります（第4章-❻参照）．

誰も教えてくれなかった血液透析の進めかた教えます

表1 ● 5年間（2006年から2010年）でJSDTおよびKDOQIガイドラインの遵守を向上させることにより延長される日本人の血液透析患者の予測生存年数（患者年）[1]

指標	現状	1 Kt/V ≧1.2	2 Hb ≧10g/dL	3 PO$_4$ 3.5～6.0 mg/dL	4 Ca 8.4～10.0 mg/dL	5 アルブミン ≧4.0g/dL	6 施設での カテーテル ≦10%	合計 （1～6の 合計）
年間死亡率（患者年毎）	0.060	0.057	0.054	0.056	0.057	0.046	0.060	0.037
その他の原因による 年間喪失率	0.014	0.014	0.014	0.014	0.014	0.014	0.014	0.014
年間死亡/喪失率合計	0.074	0.071	0.068	0.070	0.070	0.060	0.073	0.051
患者生存年数（合計）	1,419,967	1,427,003	1,436,547	1,431,485	1,429,828	1,463,492	1,420,404	1,491,997
100%が目標値に入っていた場合の患者の延長生存年数（合計年数の%）	—	7,036 (0.5%)	16,580 (1.2%)	11,518 (0.8%)	9,861 (0.8%)	43,525 (3.1%)	437 (0.0%)	72,031 (5.1%)
50%が目標値に入っていた場合の患者の延長生存年数（合計年数の%）	—	3,512 (0.2%)	8,256 (0.6%)	5,743 (0.4%)	4,918 (0.3%)	21,528 (1.5%)	219 (0.0%)	38,743 (2.7%)

◆ 文献

1）斎藤 明，他：血液透析の修正可能な治療指標に起因する日本の透析患者の推定生存年数．透析会誌，41：473-482，2008

2）藤田 寿実子，他：透析患者の生命予後に影響する因子の解析．透析会誌，43：453-460，2010

3）Noordzij M, et al：The Kidney Disease Outcomes Quality Initiative (K/DOQI) Guideline for Bone Metabolism and Disease in CKD: association with mortality in dialysis patients. Am J Kidney Dis, 46：925-932, 2005

4）日本透析医学会：慢性腎臓病に伴う骨・ミネラル代謝異常の診療ガイドライン．透析会誌，45：301-356，2012

第1章 透析のキホン

8 透析患者の病歴聴取

Lv. ★★☆

病歴聴取は患者管理のうえでも合併症や予後推定のためにもとても重要です．

必須項目は次の7つです．

①透析導入日
②原疾患
　・腎生検や糖尿病の有無は予後に重要
　・多発嚢胞腎などは動脈瘤の検索や家族歴のために重要
　・血管炎などは他臓器のチェックアップなども必要になる
③バスキュラーアクセス作成日
④心血管イベントや治療歴
　・心筋梗塞・狭心症でステントなどが入っている場合は，抗血小板療法や脂質降下療法の詳細について
　・脳梗塞や脳出血，ASOなども同様
　・心不全歴はβ遮断薬の使い方
⑤その他の入院歴（特に入院加療を要するもの）
⑥特殊な病気，肝炎の治療など
⑦現在の内服薬

これらをすべて把握していてこそ主治医ですし，これらが網羅されていない紹介状や初診時カルテは使いものになりません．

これらに加えて次の3つも週3回で通い続ける血液透析では必要になります．

・住んでいる場所

・キーパーソン

・現在のADL

　「病歴聴取はアートだ！」と言われるくらい力量差が出やすいです．急にはできるようにならないので，前述を網羅したチェックリストをつくって埋めておけば，いざというとき紹介状がスムーズに書けます．100例ほど行えばキチンとできるようになります．料理の仕込みみたいなものですので，丁寧にすればいい診療ができますし，手を抜くといつまで経ってもできません．

第2章　DWの現実的な決め方

ドライウェイトの設定

Lv. ★★★

　透析の診療で，もっとも出てくる言葉が**ドライウェイト**（dry weight：**DW**）です．透析にかかわらない人だと，「なんのこっちゃ？」という言葉でもあります（ドライウェイトだからって，ドライになっているわけじゃないのですが…）．

　DWは**透析終了時の目標体重**であり，**体内の水分量が適正な状態**のことです．この設定が合っていないと，透析して中2日の夜中に（日曜日や月曜日の深夜〜早朝に），救急車でやってきて溢水で緊急透析なんてことになってしまいます．

1 ガイドライン的には…

　ガイドラインには[1]DWについて「透析療法によって細胞外液量が是正された時点の体重」と書いてあり，以下のようにDWを設定するように，とあります．

> ① 臨床的に浮腫などの溢水所見がない．
> ② 透析による除水操作によって最大限に体液量を減少させた時の体重．
> ③ それ以上の除水を行えば，低血圧・ショックが必ず起こるような体重．

　わかりにくい！！（③なんて，低血圧にしなきゃわからないのか？なんて突っ込みたくなります）．除水コントローラや体液量モニタリングの方法が乏しかった時代には，患者の体，バイタルサインを見てこ

40　誰も教えてくれなかった血液透析の進めかた教えます

のように決めていたのです.

2 DW＝理想的な体重の範囲

Up to DateにはDWについて"The exact definition of target dry weight remains uncertain, but multiple definitions have been suggested"とあります. 訳すと「正確なDWの定義は不明なままであるが, 複数の定義が提案されている」となります.

DWという用語は定着していますので本書でもこの用語は使っていきますが, これに異を唱え, **患者の基礎体重と称するべき**と提唱する先生方もいます. 私もこれに賛成で, 基礎体重は決して一点ではなく（図1——）, ある程度幅をもって決まるモノだと思います（図1▨）.

そして, このDWがよい状態をキープすることが, 長生きの秘訣なのでは？と思っています. そうすると, 心機能が悪くなったり歳をとったりするとDWの幅が狭くなって透析が難しくなっていくのだ, ととらえることができます.

3 具体的なDWの設定方法

次にDWの具体的な決め方について述べます. 簡便には次のような体重がよいと思います.

①浮腫や胸水がなく,
②随時の収縮期血圧がおおむね120〜160mmHgくらいで,
③透析後ぐったりせず（休まないと家に帰れない, 帰った後しばらく横になっているなどもなく）,
④透析中に血圧が急に下がらないような体重（図2）

なお, 透析後ぐったりする時間が長い（英語で言うとrecovery timeが長い）場合には予後が悪いという報告もちゃんとあります[2].

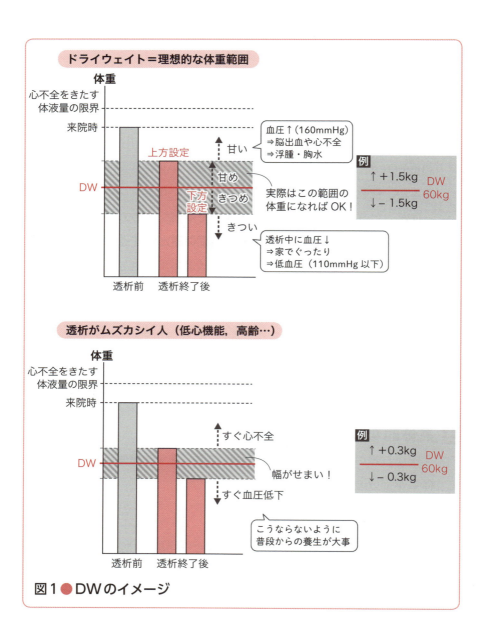

図1 ● DWのイメージ

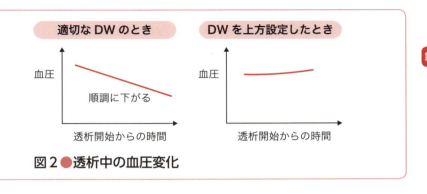

図2 ●透析中の血圧変化

ただし，これだけではやっぱり不十分ですので，下記の所見もチェックするとよいでしょう．

①透析中の著明な血圧低下がない
②高血圧がない ※週始めの透析開始時に評価する
③胸部X線にて肺うっ血がなく，心胸郭比が男性は50％以下，女性は55％以下（第2章-❷参照）
④DWに達したときのhANPが30〜60pg/mL ※ただし，個人差が非常に大きいのであくまで参考値（第2章-❻参照）
⑤心エコーで三尖弁収縮期圧較差（TRPG）が30mmHg以下 ※心エコーができない施設では厳しい

◆　◆　◆

　DWは1つの検査結果では決まりません．複数の指標を横断的に，そして指標の縦断的傾向や変化をチェックして判断できれば理想的です．週明けの溢水は絶対に避けたいですが，DWを上方設定（甘め）・下方設定（きつめ）どちらにするか，患者も納得できるよう話して決めればよいと思います．

◆ 文献

1）日本透析医学会：維持血液透析ガイドライン：血液透析処方．透析会誌，46：587-632，2013

2）Rayner HC, et al：Recovery time, quality of life, and mortality in hemodialysis patients: the Dialysis Outcomes and Practice Patterns Study（DOPPS）. Am J Kidney Dis, 64：86-94, 2014

第2章 DWの現実的な決め方

2 心胸郭比は基本！
Lv. ★★☆

1 CTRの求め方

心胸郭比の簡単な求め方は図1Aです（胸郭と心臓の比，だから心胸郭比：CTR）．

教科書的には男性が50％以下，女性が55％以下が正常とありますが，参考程度に思ってください．むしろ同じ人でだんだん大きくなっているときには要注意です．

2 撮影条件

大事なポイントとして，ちゃんと**最大吸気**で撮られているかをチェッ

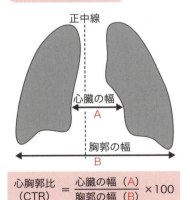

A) 簡単な心胸郭比

正中線
心臓の幅 A
胸郭の幅 B

B) 本気でみるならば

・気管支の偏位は？
・肺野に影はない？
・動脈弓の石灰化
・動脈の蛇行は？
・胃泡はある？
・Silhouette signがない場合には腫瘍を疑う
・肋骨や脊椎の変化は大丈夫？

$$心胸郭比（CTR）= \frac{心臓の幅（A）}{胸郭の幅（B）} \times 100$$

図1 ●胸部X線の見かた
実はいろいろと隠れている．

クしましょう．うっすらと映る肋骨の数を数えてみて，これが以前の写真と同じならば同じ撮影条件と考えてよいでしょう．

　本気でみるならば図1Bのようになります（細かくみればもっともっとあります）．

　非常に単純だけれど，このような簡単な検査でスクリーニングするのが大事です．同じモノをみてとらえられるモノが多ければ多いほどプロフェッショナルです（将棋や囲碁，料理なんかもそういうものでしょう）．

　透析前と透析後どちらで撮った方がいいのでしょうか？　透析前は体重が増えてきたときのうっ血の具合をみることが主になりますし，透析後はドライウェイトのときの心胸比の評価という見方になります．この点では毎回同じ時間で撮れるならば，DWの妥当性を検討できる**透析後**の方がよいでしょう．しかし，夜間の患者の場合はそうもいきませんので，毎回同じ条件で比較できればそれでよいと思います．

第2章 DWの現実的な決め方

3 透析患者の血圧を決める要素とは？

Lv. ★★★　血圧＝心拍出量×末梢血管抵抗

透析患者の血圧をうまくコントロールするのはめちゃくちゃ難しい！（これを難平*1と言います）．

血圧は次のように決まります．

> 血圧＝心拍出量×末梢血管抵抗
> 　　＝（心拍数×1回拍出量*2）×末梢血管抵抗

血圧を水風船でイメージしてみましょう（図1）．水風船のかたさが血管のかたさ，中の水が体液量とすると，風船内の圧が血圧です．

透析患者は腎機能が低下しているため尿が生成できず無尿になります．その場合，体内にたまった水のほとんどを透析で除去することになります．

透析して中2日も経つとだんだんと水がたまってきます．水風船が柔らかければ大きくなるだけですが，水風船がかたい（＝動脈硬化がある）場合は大きくならずに圧が高まるわけです．そのため透析前には血圧が高くなることが多いのです．

世の中の降圧薬の大半は血管拡張薬なのですが，やはりかたくなった動脈を広げるのは難しいです．そのため，体重（＝水）を増やさないことが血圧管理に一番大事となります．

---

*1：難平は株式用語．買った銘柄の株価が下落した場合，下落した値段で同じ銘柄をもう一度買うことを難平買いと言う．損失を平均化するための手法だが，株価がさらに下落すると損失が膨らむため，難平買いの素寒貧という格言もある．

*2：1回拍出量（Stroke Volume）とは，心臓が1回収縮するときに押し出される血液量を指す．

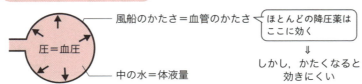
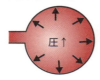

図1 ●血圧は水風船のかたさ

第2章　DWの現実的な決め方

血圧・浮腫と透析の関係
「家に帰ってからどうですか？」で考える

Lv. ★★★

　透析患者の体重について考えるとき，①DWは理想的な体重の範囲であり1つのパラメータだけでは決まらず，②透析間の体重増加は塩分摂取によるものであり（第2章-7参照），③体重が増えると血圧が上がることがわかっていれば，DWを決めることができます．

　しかし，毎回，胸の写真を撮って，心エコーして，hANPを採血して…なんてことはできません（大きく見れば患者の被曝や医療経済的なこと，小さく考えればクリニックの利益のことが問題となります）．

1 DWを調整する

　そこで，あまりコストをかけずにDWを推測する方法をご紹介します．その要素は次の3つです．

- 血圧
- 浮腫
- 「家に帰ってからどうですか？」の問いかけ

　DWはある程度の幅に入っていればよいわけですから（第2章-❶図1参照），明らかに合っていないときだけを見つければいいわけです．

- 血圧が高く浮腫があるときはDWが甘いのでDWを下げる．このときに，「血圧が高い」ということにとらわれて，血管拡張薬を出したりすると，血圧が下がらずに心不全になります（理由は水風船がパンパンだからです→第2章-❸参照）．

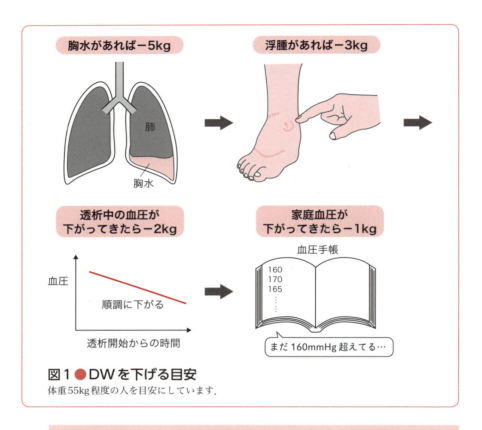

図1 ● DWを下げる目安
体重55kg程度の人を目安にしています．

・血圧が低く，「家に帰ってからどうですか？」と問いかけると「疲れて動けません」と返答があるときはDWを上方設定する．

　この2つだけでほぼOKです．これでもコントロールが難しい患者は検査する価値があるともいえるでしょう．

　体重を下げていくと，**胸水→浮腫→透析中血圧→血圧**の順に改善する場合が多いです（図1）．

　透析患者が緊急透析となるような心不全で来た場合は「DWから10％体重が増加していることが多いよ」とオーベンから教えてもらいました．そうなると，理想では中2日で6％の増加までなので，DW

から8％体重が増えている場合にはかなり危険だと考えたほうがよいでしょう．

　なお1つ大事な前提があります．それは家庭血圧を測ってもらうことです．家庭血圧の値を見ないでDWを調整すると痛い目にあいます．寝る前と起床時の血圧を測り，ノートにつけてきてもらいましょう．

　1週間後に，血圧や「終わって帰ってからどうですか？」の問いかけをしてDWがちょうどいいか，しっかり評価しましょう．

　このように日々微調整を行い，定期検査でさらに調整するのがコツです．DW達成と降圧効果発現の間には，数週間の時間差があります．

2 浮腫が改善しないとき

　浮腫が改善しないときは，甲状腺機能とカルシウム拮抗薬の副作用を忘れずにチェックしましょう．

　甲状腺機能は低下症でも亢進症でも浮腫をきたします．甲状腺疾患に伴う浮腫は教科書的には非圧痕浮腫ですが，心不全などで浮腫んでいる場合はわかりにくくなります．もし甲状腺疾患を疑ったらFT_4，TSHを測りましょう．

　カルシウム拮抗薬（アダラート®やアムロジン®など）は副作用として浮腫があります．DWが適切そうなのに浮腫があるときは，カルシウム拮抗薬を一度止めてみるのも手です．ただし，降圧薬をやめると血圧は上がることが多いので，家庭血圧の記録をしっかりつけてもらうことが前提になります．

第2章 DWの現実的な決め方

5 透析中の血圧の推移，見てますか？

Lv. ★★★

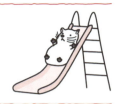

　透析では血管から水を抜いていきます．このとき，細胞外液しか抜くことはできませんが，細胞外液は間質にも存在しています．

　人間は体重の60％が水です（図1）．そのうちの1/3が細胞外液，2/3が細胞内液です．

　細胞外液の1/4は血管内に存在しており（血漿），3/4が血管外に存在します（間質液）．

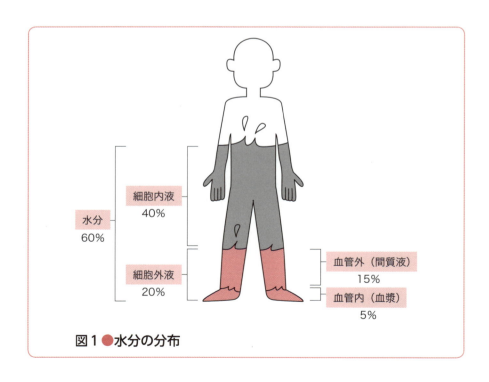

図1 ●水分の分布

1 透析中の血圧上昇や急低下が起こるワケ

浮腫はこのなかの**細胞外液**(間質液)が増加した病態です(図2B).

透析をすると血管内から細胞外液(血漿)が減っていくわけですが,間質と血管は密接な関連があって,血管内の水が減ると間質から血管内に水が流れこむ現象が生じます.これを**リフィリング**(refilling)と言います(図2C).

このリフィリングの速度は人それぞれです.除水をかけているにもかかわらず血圧が上がる場合は,間質の水がどんどん血管内に流れていて,血管内がパンパンになって血圧が上がるのです(第2章-❸参照).そのため,透析中に血圧が上がる場合には「まだDWが高い(甘い)かな?」と考えるわけです.

逆にリフィリングが遅い人は,除水をかけると血圧がドーンと下がることがあります(図3).このような患者は除水をゆっくりかける工夫も大事です.

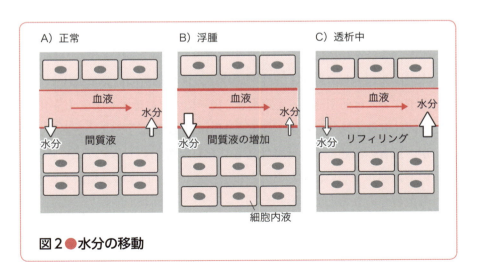

図2● 水分の移動

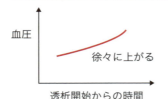
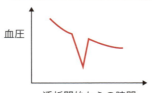

間質から血管内に水が流れ込む
→徐々に血圧が上昇する

間質から血管内に水が流れ込む
速度が遅い
→血管内のボリュームが低下
→血圧が急激に低下する

図3●血圧の推移

2 除水速度も大事

　通常は図4Aのように均等に除水をかけますが，これで血圧が下がる場合は工夫が必要です．角度が急だと血圧が下がりやすいので，透析時間を延ばして緩やかに除水するのが1つの方法です（図4B）．もう1つの方法は，血圧が下がりやすいときに除水を緩やかにすることです．これを**段階除水**といいます．透析の後半で血圧が下がりやすい人は前半に大目に除水します（図4C）．逆に透析の前半に血圧が下がりやすい人は前半はゆるく除水し，後半に大目に除水します（図4D）．

　ガイドライン[1]には除水速度は**15mL/kg/時以下**がよいとありますが，患者の状態に合わせて考えることも大切です．いずれにせよ体重の増え幅が少ないに越したことはありません．日々の減塩指導がとても大事ということですね．

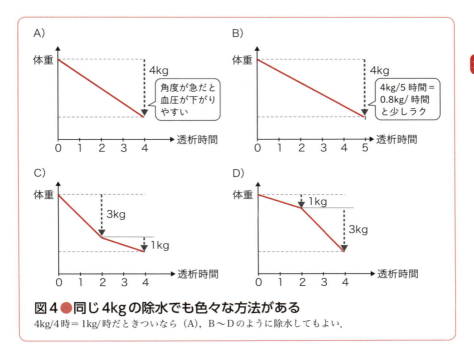

図4 ● 同じ4kgの除水でも色々な方法がある
4kg/4時＝1kg/時だときついなら（A），B〜Dのように除水してもよい．

◆ 文献
1）日本透析医学会：維持血液透析ガイドライン：血液透析処方．透析会誌，46：587-632，2013

第2章 DWの現実的な決め方

第2章 DWの現実的な決め方

6 hANPや心エコーも大事です

Lv. ★☆☆

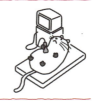

　透析の現場でDWが適正か判断するためにhANPの測定も役に立ちます．また，心エコーも心機能を把握するために役に立ちます．

1 hANP

　hANP（human atrial natriuretic peptide：ヒト心房性利尿ペプチド）は心房で産生され体液量に比例して増えるホルモンです．体液量に依存するため，透析患者においても透析前は高く，透析後に低いことが知られています[1]．

　基準値は30〜60pg/mLですが，1回でも心血管イベントを起こしたことのある患者は数値が高く出る印象を私はもっています．血圧も低くて（収縮時血圧110mmHg以下），hANPも低いとき（40pg/mL以下）は現在のDWが低すぎると考えてよいでしょう．

　hANPが200や300だからDWを下げよう，とは一概には言えませんが，同じ患者のhANPがどんどん上がっていく場合にはDWを下げていくことを考慮する必要があると思います．

　hANPは体液量に対する心房の反応ですので，血液検査をするなら**透析後**がオススメです（DWの定義が透析後の体重という前提なので，DWが妥当か調べるならば透析後ですよね）．

2 心エコー

　心機能の把握には心エコーが重要です．保険診療上の縛りはありますが，無侵襲で状態を把握できます．最近ではポータブル機器も出て

おりベッドサイドで簡便に行えるので，強力なツールだと考えています．

EF（ejection fraction：左室駆出率）は心臓がどれだけ収縮したかを示す指標ですが，EFが低いから心不全になるわけではなく，また，EFが高いから心不全にならないわけではありません．HFpEF（heart failure with preserved ejection fraction：拡張不全）という左室拡張機能障害に起因する心不全も存在します．

大切なのは，同じ患者で急激にEFが下がった場合や一部の壁運動が悪い場合に「虚血性心疾患があるのでは？」と疑うことです．

体液量が多い場合には，**三尖弁収縮期圧較差**[*1]が30mmHg以上になったり，透析後でもIVC[*2]の変動が乏しかったり，径が大きい場合があります．透析後でも心エコー上で体液量が過剰なときはDWを下方修正すべきです．

なお，肥満の患者だけではなく，極端に痩せている患者の場合には心エコー検査自体がうまくできないこともあります．いずれにせよこれだけで決まるものではないですが，客観的な指標として参考にはなります．

◆ 文献

1）Ishikura F, et al：Changes of plasma atrial and brain natriuretic peptide levels during hemo-dialysis. Ren Fail, 18：261-270, 1996

[*1]：三尖弁収縮期圧較差（transtricuspid pressure gradient：TRPG）は心エコーで三尖弁逆流ジェットの最大速度を測定し，圧較差を測定する．TRPG 30mmHg以上は異常値であり，肺高血圧（＝うっ血の存在）を示唆する．

[*2]：IVC（Inferior vena cava：下大静脈）は人間の体内で一番大きな静脈であり，心窩部にエコーをあてると観察できる．呼吸により，径が大きくなったり小さくなったり変動する．呼吸変動がある（collapse）すると，collapseすると，中心静脈圧が3 or 8mmHgと推定される（最大IVC径が21mm以下と以上でそれぞれの値）．通常の状態でcollapseしない場合はうっ血が示唆される．

第2章 DWの現実的な決め方

透析間の体重増加

Lv. ★★★

　透析患者が一番言われることが嫌いで，医療者側がいくら言っても改善しないのが体重増加です．

　体重の増加は，**透析して中1日で＋3％まで，中2日で＋6％まで**が理想的です（図1）．これ以上体重が増えていると**予後**が悪くなるという報告があり[1]，経験上もこのくらいだと無理のない透析ができます．もちろん，体重があまり増加しない＝ご飯を食べられない患者はもっと予後が悪くなります．

　体格によってもともとの体重が異なりますので，増加率が同じでも増加量が異なるのは当然です．

　来院時に体重が増えているのは**塩分をとりすぎたために，水を飲んだ結果**といえます．体液は真水の状態ではなく，塩化ナトリウムを0.9％含む濃度で体内に存在しています．健康な人は塩辛いものをたくさん食べてのどが渇いても水をたくさん飲んで尿から排泄して恒常性を保ちますが，そうはいかないのが腎不全です．

　塩化ナトリウムを8g摂取すると体重は1.0kg増加しますので，減塩指導が大切です．これはやめてね，という食品は次の通りです．

- 漬物（キムチやらっきょうも含む），味噌汁などの食べただけでしょっぱいと感じるもの
- 煮物（煮魚），おでん，鍋物など，味が染み込むと美味しいもの
- チャーハン，寿司，炊き込みご飯，焼きそばなど，できあがってから塩分を調節できないもの

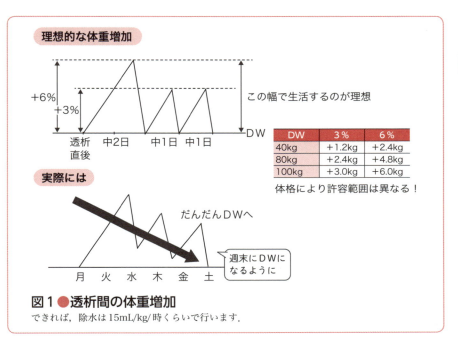

図1 ● 透析間の体重増加
できれば，除水は15mL/kg/時くらいで行います．

　同じ献立でも自炊をせずに調理済のお惣菜を店頭購入して日々食べている方ではどうしても塩分が過剰摂取になります．高齢者世帯や独居世帯での食生活を取り巻く背景は多職種がかかわったとしても解決は簡単ではありません．

　その他の要因として透析患者に口内乾燥や歯牙欠損などがある場合には，歯科との連携が重要になります（う歯が多い透析患者の予後は悪い）[2]．また，味覚障害が70％程度と多いことも知られていますので[3]，亜鉛不足のチェックだけではなく，内服薬の副作用も念頭におく必要はあるかと思います．よく原因となる薬剤としては，眠剤や多くの降圧薬，PPI，H_2ブロッカー，ブロチゾラム，リリカ®，三環系抗うつ薬，四環系抗うつ薬などです．

　そうであっても体重増加の多い患者には，塩分の摂取を控えること

を何回でも言いましょう．1,500回（透析のたびに言っても約10年かかります）言っても実行できなければ今世は諦めるしかないかもしれません．

「体重を増やしすぎると血圧が高くなって，心臓が頑張りすぎて，無理できなくなると心不全になって，それをくり返しているうちに心臓がペナペナになって，透析するたびに血圧が下がって弱っていきますよ」と，体重増加の怖さを何度も何度も伝えていきましょう．

◆文献
1）日本透析医学会：維持血液透析ガイドライン：血液透析処方．透析会誌，46：587-632，2013
2）Ruospo M, et al：Prevalence and severity of oral disease in adults with chronic kidney disease: a systematic review of observational studies. Nephrol Dial Transplant, 29：364-375, 2014
3）田部井 薫：透析と味覚異常．臨床透析，27：649-655，2011
4）「重篤副作用疾患別対応マニュアル 薬物性味覚障害 平成23年3月」（日本口腔科学会マニュアル作成委員会），厚生労働省，2011

第2章　DWの現実的な決め方

8 体組成計も役に立つ

Lv. ★☆☆

第2章 DWの現実的な決め方

　体成分分析装置（体組成計）を使うと非侵襲的かつ簡便に体液量測定，細胞外液量測定ができます．管理医療機器として当局のお墨付きを得た装置で測定をすると診断の一環として医療費を算定できます．

　体組成計では，図1のように脂肪量や浮腫率などが測定できます．結果をみて，体液過剰のときはDWを下げる，透析後の水分が過度に減少しているときはDWを上げるという判断根拠にしますが，ほかの検査と合わせて総合的に判断することが大事です．

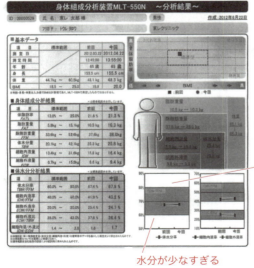

図1 ● 身体組成分析

体組成計のメリットは**筋肉量**や**脂肪量**がわかるということでしょう.第4章で解説しますが,栄養状態は何よりも大事です.筋肉量や脂肪量は栄養状態のよい指標となります.

透析患者は尿で水分の調整ができず,栄養障害にも陥りやすいですが,体組成計を使うと脂肪・水分・筋肉ごとに評価できるため,DW変更が必要な理由を説明するときにも有用です.特にDWを下げていくと筋肉量も減りますが,「筋肉の間質に含まれていた水」が減ったためですので注意してください.

Column

利尿薬で体重を増やさないってどうなんですか?

1990年代の文献ですが,「透析期間が2年以上を過ぎると尿量500mL/日以上の症例は激減し6年以上で皆無」という報告があります[1].自分の印象では,血液透析開始後半年から2年で無尿になる人がほとんど(90%くらい)です(残腎機能を意識した透析条件にしているかいないかでも大きく違います).

ポリファーマシーの問題もありますし,いずれ少なくなっていく尿量で体重をコントロールするのはいかがなものかなぁ,と思っています(体重よりも中分子の尿毒症物質が抜けてくれる意義の方が大きいはずです).

◆文献
1) 大平整爾,他:透析療法開始後の尿量.透析会誌,23:1275-1279,1990

第3章　貧血の改善

年齢と活動性に応じた貧血コントロールを！

Lv. ★★★

1 腎性貧血

　腎臓はさまざまなホルモンを分泌しており，その1つに赤血球の分化を促進する**エリスロポエチン**があります．腎臓の機能が低下するとエリスロポエチンの分泌が減り，赤血球数が減り，貧血になります．これを**腎性貧血**といいます．

　貧血をコントロールする目的は大きく2つあります．

・心不全にならないようにするため
・ADLを維持するため

2 貧血と心不全

　貧血が強いと**高拍出性の心不全**になると言われています．酸素を運ぶのはヘモグロビンです．薄い血液で必要量の酸素を運ぶには拍出量を増やして代償する必要が生じ，心臓自体への酸素供給もぎりぎりであるため，心臓が疲れてしまう，というイメージです．

3 ADLを維持する

　貧血が強いと，疲れやすくなったり，動悸・息切れ・めまいなどの症状が現れ，坂道を上がる時や2階へ上がる時に，前より活動性が落ちてしまいます．これらのことは「年のせい」「寒く（暑く）なって億劫だった」と思っている患者もたくさんいます．

　「動かなくなる→筋肉を使わなくなる→筋肉が減る（サルコペニア）」

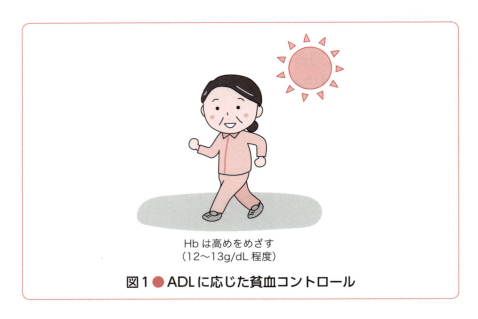

Hb は高めをめざす
(12～13g/dL 程度)

図1● ADL に応じた貧血コントロール

という経過につながりますので，貧血を改善し，日常生活で活動性を増やしてもらうことが必要です．

しかし，ADL が落ちて車椅子やベッド上で生活する人と，畑仕事ができる人は同じ目標 Hb 値でよいのでしょうか？

腎性貧血治療のガイドライン[1]においては，「成人の血液透析（HD）患者の場合，維持すべき目標 Hb 値は週始めの採血で 10g/dL 以上・12g/dL 未満を推奨する（グレード 1C）とあります．

ただし，成人の保存期腎不全や腹膜透析患者の目標 Hb 値が 11～13g/dL であることを考えると，ADL のとてもよい人は目標 Hb 値を 12～13g/dL としてもよいかもしれません（図1）．

◆ 文献
1) 日本透析医学会：2015 年版 慢性腎臓病患者における腎性貧血治療のガイドライン．透析会誌，49：89-158，2016

第3章　貧血の改善

2 過ぎたるは及ばざるがごとし

Lv. ★★★　Hb > 13g/dL にはしない

第3章

貧血の改善

　HbをコントロールするにはESA製剤（erythropoiesis stimulating agents：赤血球造血刺激因子製剤）を使います．

　約30年前にESA製剤が使用可能になると，Hbレベルが維持できるようになって心負荷が軽減し，輸血で肝炎ウイルスに感染する患者が減りました．この点でESA製剤は非常に革新的な薬だったようです．

　主なESA製剤は数種類あり，添付文書上の初回用量は次のようになっています（透析患者で保存期からESA製剤で管理されていた場合には初回投与とも言えませんが…）．

【初回の用法・用量】
①ダルベポエチン アルファ（ネスプ®注），1回20μgを週に1回，静脈注射
②エポエチン ベータ ペゴル（ミルセラ®注），1回50μgを2週に1回，静脈注射
③エポエチン アルファ（エスポー®注），1回3,000国際単位を週3回，緩徐に静脈注射
④エポエチン ベータ（エポジン®注），1回3,000国際単位を週3回，緩徐に静脈注射

　筆者の場合はダルベポエチンを30μg/週，またはエポエチン ベータ ペゴルを100μg/月を使って反応を見ることが多いです．

　ただし，次に示すように，あまり改善を急いではいけません（図1）．

65

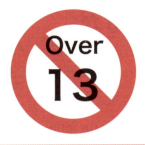

図1 ● Hbは意図的に13g/dLを超えないように！

① 0.5g/dL/週を超えるスピードでHbを上げないようにする
② 13g/dLを超えたらESA製剤を減量する

　上記を守らないと，脳梗塞が増えることが示唆されています[1]．

　たまに，ESA製剤を使っていないにもかかわらずHbが正常値の人がいます．長時間透析などで尿毒症物質除去が十分で造血機能がよい人は問題ないのですが，低酸素への生体反応なども考えられます．

　心不全や睡眠時無呼吸症候群にも注意してください．透析患者の30〜80％に睡眠時無呼吸があるとされており頻度の高い併存疾患です[2,3]．心不全をくり返す症例や熟眠感が得られない患者に関しては一度精査する必要があると思います．

◆ 文献
1）Pfeffer MA, et al：A trial of darbepoetin alfa in type 2 diabetes and chronic kidney disease. N Engl J Med, 361：2019-2032, 2009
2）増田貴博，他：維持透析患者における睡眠呼吸障害の特徴および関連因子の検討．透析会誌，39：253-259，2006
3）Kuhlmann U, et al：Sleep-apnea in patients with end-stage renal disease and objective results. Clin Nephro, 53：460-466, 2000

第3章 貧血の改善

3 ESA製剤が効きません！
原因は鉄欠乏性貧血

Lv. ★★☆

1 鉄を補充する

　ESA製剤を使ってもあまり貧血が改善しないことがあります．主な原因は**鉄欠乏性貧血**です．

　トランスフェリン飽和度（transferrin saturation：TSAT）や血清フェリチンの値はみていますか？ TSAT 20％以下，かつフェリチン100ng/mL以下の場合は鉄欠乏性貧血です（**図1**）．

　ESA製剤で刺激しても，「材料なくて赤血球をつくれ！」というのは酷な話です．そういうときは鉄の補充が必要です．

> ①［注射］透析のたびに連続10回投与する（透析後）
> ・含糖酸化鉄（フェジン®静注40mg），1回1A，静脈注射
> ・溶解液：5％ブドウ糖20mL
> ②［内服］クエン酸第一鉄Na（フェロミア®錠50mg），1回1〜

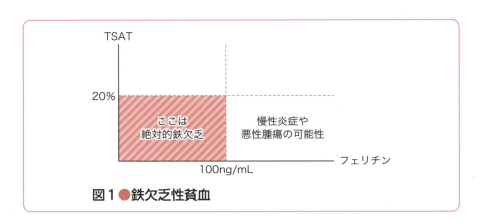

図1 ● 鉄欠乏性貧血

> 2錠，1日2回（年齢・症状により適宜増減）

　ガイドライン[1]には最初は経口による鉄補充を試すよう記載されていますが，内服だと消化器症状が出ることがあるうえ，吸収に個人差があります．透析患者の場合，注射で確実に投与する方が改善しやすいため，筆者は注射薬で治療することが多いです．ただし，血液の専門家は「鉄の静注は非生理的で腸管からの鉄吸収を抑制してしまい，いつになっても静注から切り替えられなくなる」と指摘しています．なお，米国では2017年，クエン酸第二鉄（リオナ®）がリン吸着薬にCKDに伴う鉄欠乏性貧血の治療薬として承認されました．

　注射薬をガイドライン通り週1回投与にするか，毎回の透析で連続して2〜3週間行って次の定期検査で反応をチェックするかは医師の裁量ですが，大事なことは「これで貧血がよくなったか？」です．必ず1カ月後に再検査してください．順調に改善していればOKです．貧血が改善せず鉄のストック（TSATやフェリチン）が増えていない場合は要注意です．どこかから**失血**をしている可能性があります．便潜血などをチェックしましょう．

2 鉄を補充してもHbが上がらないとき① 鉄欠乏性貧血

● 内服薬→注射剤へ

　鉄剤を処方しているのにHb値が改善しないことがあります．「鉄剤をちゃんと飲んでいない」か「吸収が不良」が考えられます．この場合は注射剤に変えるとよいでしょう．

● 消化管出血を疑う

　それでも，やっぱりHbも鉄の在庫（TSAT，フェリチン）も上がってこない時は便潜血などを調べます．もし便潜血が陰性でも，消化管出血を完全に否定できないので，消化器科医に上部内視鏡や下部内視

鏡をしてもらいます.

3 鉄を補充しても Hb が上がらないとき② その他

● フェリチン高値の場合

フェリチンが高値のときは解釈が難しいですが，ESA製剤の用量を再考します．もっと高用量にすればHbが上がるかもしれません．ただし，慢性炎症や悪性腫瘍などの可能性もあります．その場合は炎症コントロールや悪性腫瘍に対する対応が必要になります.

● 網状赤血球をチェック

これでもHbが上がらない理由がわからないときはESA製剤を打った3〜5日後の網状赤血球をチェックします．網赤血球数（RET）は成熟赤血球より少し若い赤血球のことであり，骨髄での赤血球の産生状態を推定するために測定されます（基準値は0.5〜1.5％）．この数値が上がらない場合には血液内科に相談します（骨髄異形成や赤芽球癆だとするとこれといった手がない場合もありますが）.

たまに，RAA系阻害薬の副作用で貧血がよくならない人がいるので，血圧をチェックしながら，中止して貧血が改善するかみる場合もあります.

● それでも Hb 値が改善しない場合

上記をやってもHb低値の理由がわからない場合は，輸血に頼るしかありません．昔と違ってウイルス感染のリスクはほとんどないのですが，一定確率でアレルギー反応が出るので注意しましょう[2].

◆ 文献

1）日本透析医学：2015年版 慢性腎臓病患者における腎性貧血治療のガイドライン．透析会誌，49：89-158, 2016

2）「使用製剤・症状別副作用報告数（頻度）（2013）」（日本赤十字社），2013
(http://www.jrc.or.jp/mr/reaction/non_hemolytic/allergy/)
➡赤血球製剤の副作用は全体で1/6,200，蕁麻疹が1/22,000，アナフィラキシーショックが1/111,000とあります．これらを頭に入れて輸血を行う必要があるので万が一の対策をとれるように用意することが必要です.

第3章 貧血の改善

4 カルニチン補充は奥の手！

Lv. ★☆☆

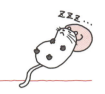

第3章-❸で貧血が改善しないときの対処法を示しましたが，実はもう一手あるのです．**カルニチン**補充です．

効能書きによると，心機能がよくなって，貧血が改善して，足がつらなくなって…，と透析で困ることをすべて解決してくれる（かのように書かれています．温泉みたいですね）．

データによれば[1]透析すると，88％の人がカルニチン欠乏になるようです．前述の困った症状がカルニチンに欠乏によるものならば，それを補充すればよくなりますね，という話です[2〜4]．安直な理論ですが，嫌いじゃない．

私も半信半疑で使ってみると，確かに一部の人に効きます．カルニチンがどのような患者層に効果的かまだ明確ではないですが，患者の

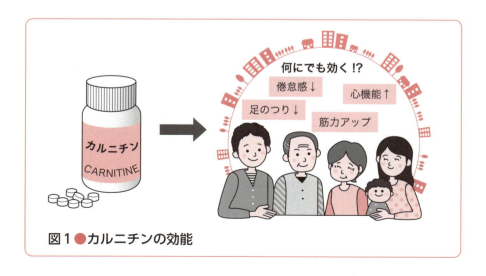

図1 ● カルニチンの効能

70　誰も教えてくれなかった血液透析の進めかた教えます

ためになるのならいいのでは，と思っています．使いすぎてカルニチン中毒という話も聞いたことはありません．

・［透析後］レボカルニチン（エルカルチン® FF 静注 1,000mg），
　1回1本，週1回・静脈注射

現在はカルニチン欠乏症の診断補助もしくは経過観察のために，6カ月に1回を限度としてカルニチン分画を保険診療で測定できます．もし困っていたら検査や投与を試してみる価値はあるかと思います．

◆ 文献

1）Bohmer T, et al：Carnitine deficiency induced during intermittent haemodialysis for renal failure. Lancet, 1：126-128, 1978
2）樋口輝美，他：血液透析患者の心機能に対するレボカルニチンの効果．透析会誌，47：305-312，2014
➡実際にカルニチン投与で心機能が回復したという研究
3）Labonia WD：L-carnitine effects on anemia in hemodialyzed patients treated with erythropoietin. Am J Kidney Dis, 26：757-764, 1995
➡カルニチン投与によりESA製剤の使用量が減ったという報告
4）武内 操，他：血液透析患者に対するレボカルニチン補充療法．透析会誌，45：955-963，2012
➡カルニチン投与により透析中の下肢の筋痙攣がよくなったという報告

第4章 栄養とCa・Pのコントロール

1 骨皮人間をつくっちゃダメですよ

Lv.★★★　栄養状態が悪いと長生きできない

1 Ca・Pのコントロール

　第1～3章で，透析の基本を学び，ドライウェイトを設定し，貧血コントロールまでできるようになりました．次に手を付けるのはCaとPのコントロールです．

　腎機能が悪くなると，**Ca値が下がり，P値が上がってきます**（図1）．正常な腎臓はビタミンD代謝を行い，Pを尿中に排泄します．この制御システムとしてPTHやFGF23[*1]が関与しています（第1章-7参照）．

　臨床上FGF23の測定は保険適用ではないため，腎不全になったらビタミンDを補い，透析でリンを除去すると同時に高リン血症治療薬を使う必要が出てきます．

　慢性腎臓病に伴う骨ミネラル代謝異常（CKD-mineral and bone disorder：**CKD-MBD**）という概念が提唱されています．高リン血症になると血管石灰化（動脈硬化）を介して心血管イベントや死亡のリスクが増大します．以前は腎性骨症という呼称が使われていましたが，骨病変だけの問題ではないことから，2006年に新しい疾患概念としてCKD-MBDという呼び方が提唱され現在に至ります．

[*1]：FGF23（fibroblast growth factor 23：線維芽細胞増殖因子23）．Klotho-FGF受容体に作用して近位尿細管でのリン再吸収と，血中1,25-水酸化ビタミンD濃度の低下→腸管のP吸収の抑制により，血中リン濃度を低下させるホルモン[1, 2]．

誰も教えてくれなかった血液透析の進めかた教えます

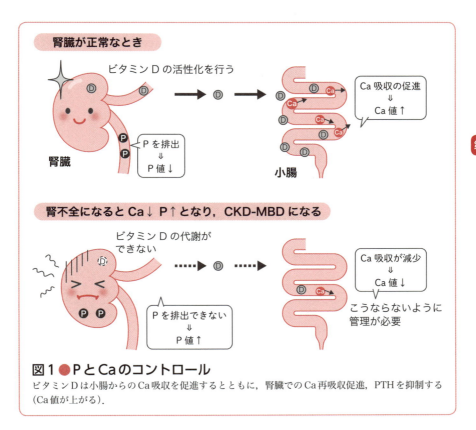

図1 ● PとCaのコントロール
ビタミンDは小腸からのCa吸収を促進するとともに，腎臓でのCa再吸収促進，PTHを抑制する（Ca値が上がる）．

2 栄養状態が予後を決める

　次に栄養の話です．透析患者においてAlbは重要な予後規定因子です．Alb値が低いと生命予後が悪くなります（図2[3]）．Alb値が低いと予後が悪いという報告は文献4，5にもみられます）．

　このAlbはPやCa，PTHと比べても強力な予後規定因子です．**第4章を読み進める前に「目の前の患者はしっかり食べられていて，栄養状態はよいか？」をしっかりと確認してみてください．**

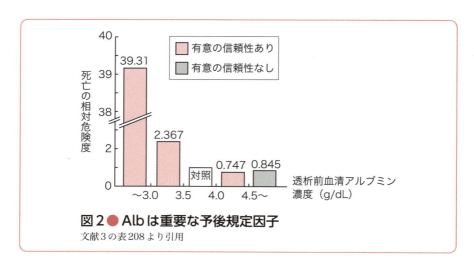

図2● Alb は重要な予後規定因子
文献3の表208より引用

◆ 文献

1) 福本誠二, 他：リン調節ホルモン, 線維芽細胞増殖因子23（FGF23）の作用と作用異常. 日内会誌, 100：3649-3654, 2011
2) 重松 隆, 他：3. CKD-MBDの進歩と最近の動向. 透析会誌, 49：170-172, 2016
3) 「わが国の慢性透析療法の現況（1997年12月31日現在）」表208
4) 藤田寿実子, 他：透析患者の生命予後に影響する因子の解析. 透析会誌, 43：453-460, 2010
5) 藤田寿実子, 他：3．透析患者の血清アルブミン値を中心とした生命予後に影響する因子の解析. 透析会誌, 42：222-224, 2009
6) 鈴木一之, 他：透析条件・透析量と生命予後. 透析会誌, 45：143-155, 2012

第4章 栄養とCa・Pのコントロール

2 薬物療法の前に透析でできること

Lv. ★★☆　P値のコントロールに重要なファクター

　栄養がよかったらP値は気にしなくてよいのか？というと，そういうわけでもありません．

　栄養もP値もよくすることが長期予後の改善に必要です．栄養状態が悪い人は1年後が心配ですが，P値が悪い人は10年後が心配です．たくさん食べていただくのは結構ですが，この状態でP値をコントロールする必要があります．薬物療法をする前に，透析で次の3点を行いましょう．

> ・透析時間を延ばす（圧倒的に効果的）
> ・血流量を増やす（当院では年齢にかかわらず，Q_Bは原則として300〜400mL/分）
> ・ダイアライザの膜面積を増やす

　透析の効率を上げるとAlbの漏出が…と言う意見もありますが，データ上は，透析時間が長く，血流量が大きく，膜面積が大きい方がAlb値は高いのです（第1章-❸ 図4参照）．できる範囲で，高効率の透析をめざすことが大切となります．

第4章 栄養とCa・Pのコントロール

3 結局，高リン血症治療薬は何がいいの？

Lv. ★★☆　　Ca入り高リン血症治療薬は予後が悪い？

透析でできる限りのことをしても十分なP値にならない場合は，薬物療法の出番です．

1 高リン血症治療薬の処方

ガイドラインの図にすべて書いてあるのですが（図1）[1]，簡単にするために図2で解説します．高リン血症治療薬でできることが➡，炭酸カルシウムでできることが⇨です．

薬物療法に期待することは，P値を下げることです．なかなか下が

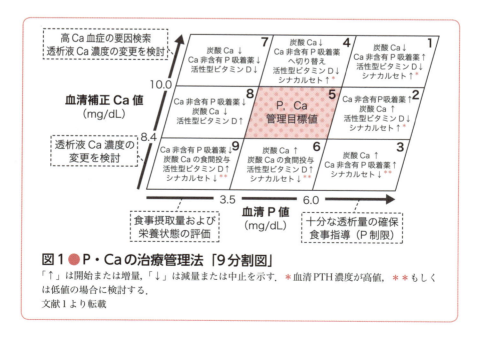

図1 ● P・Caの治療管理法「9分割図」
「↑」は開始または増量，「↓」は減量または中止を示す．＊血清PTH濃度が高値，＊＊もしくは低値の場合に検討する．
文献1より転載

らないときは,「キチンと飲んでいるか確認」が一番大事です[2].処方量がどんどん増やされている場合がありますが,飲まない薬は効かないし新しい金属系の高リン血症治療薬を最大投与量処方した場合の薬価は,1日1,200〜1,500円に達します.高リン血症治療薬は種類が豊富にあるので患者とよく話してアドヒアランスが期待できる薬を処方するのがよいでしょう.

高リン血症治療薬は金属系とポリマー系に分類されます(表1).いずれもP値に応じて適宜増減します.

ホスレノール®は栄養状態を悪化させずにPをコントロールできたという報告[3]もありますので,非常に使いやすいです.

また,鉄欠乏性貧血がある患者には鉄入りのリオナ®も選択肢になります.

2 患者に飲んでもらうには

高リン血症治療薬は剤形が大きく数が多いうえに硬いので,飲むのを嫌がる患者も多いです.また,仕事中に人前で飲むのが嫌だ,職場や外出先に持っていくのを忘れたなど個々の事情があります.

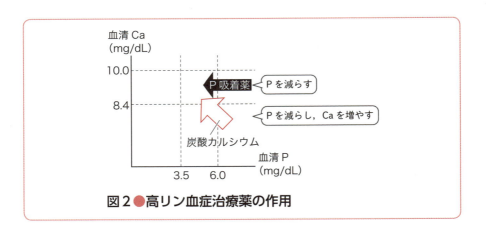

図2●高リン血症治療薬の作用

表1 ●高リン血症治療薬（キチンと飲めばどれも効く）

分類	Ca含有製剤	非Ca含有製剤				
		金属タイプ			ポリマータイプ	
一般名	沈降炭酸カルシウム	炭酸ランタン	クエン酸第二鉄水和物	スクロオキシ水酸化鉄	セベラマー塩酸塩	ビキサロマー
商品名	カルタン®	ホスレノール®	リオナ®	ピートル®	レナジェル®,フォスブロック®	キックリン®
規格	錠剤・OD錠：250mg,500mg 細粒：83％	チュアブル錠・顆粒：250mg,500mg	錠剤：250mg	チュアブル錠・顆粒：250mg,500mg	錠剤：250mg	カプセル：250mg 顆粒：86.2％
欠点	異所性石灰化,低回転骨	悪心,嘔吐	下痢,鉄過剰※1	下痢,軟便	便秘	便秘
用法・用量	1日3回,食直後	1日3回,食直後	1日3回,食直後	1日3回,食直前	1日3回,食直前	1日3回,食直前
開始用量	3,000mg/日	750mg/日	1,500mg/日	750mg/日	3,000～6,000mg/日	1,500mg/日
最高用量	—	2,250mg/日	6,000mg/日	3,000mg/日	9,000mg/日	7,500mg

※1 リオナ®の鉄は吸収されるために鉄過剰になる可能性がある（ピートル®は鉄が吸収されないので鉄過剰の懸念はない）.
※2 —は添付文書に記載なし.
※3 栄養状態と食事指導を続けるのが大事！ 薬はあくまで補助です. それぞれの特徴を理解し，併用することもありです.

　1つの案としては，Pがたくさん含まれている食事に合わせて，不均等に飲むという方法もあります. 朝はご飯と味噌汁のみで，夕食に焼き魚を食べる人にはホスレノール®を夕食時にまとめて1日分飲んでもらうという手もありです.

　この場合は，どのようなものにPが多く含まれているか患者に知ってもらう必要があります. 私は「焼き魚やステーキなど美味しいものや，ハムやソーセージなどの加工品にはリンが多いですよ」と話しています.

　ちなみに石巻ではサンマが美味しい時期（秋）になるとP値が上がる患者が多いです. 地域の特性も考慮するとよいでしょう.

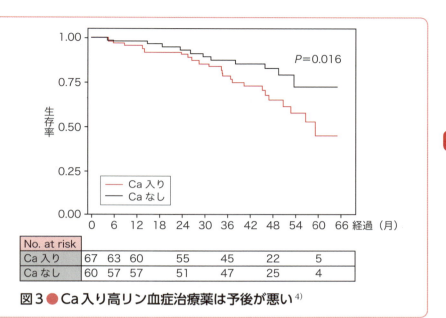

図3 ● Ca入り高リン血症治療薬は予後が悪い[4]

3 最近の話題

　Ca入り高リン血症治療薬は予後が悪いという報告があります（図3）[4]．Caが低いからといって安直にカルタン®を処方するのではなく，よく考えて出すのがよいと思います．われわれも，補正Ca値が高い場合は生命予後が悪いという報告をしています[5]．

　ポリマー系の高リン血症治療薬は金属系と異なり陽イオン成分の吸収を考慮せずに使えますが，消化管内で膨らむことから，最高用量の9g（36錠）服用している人はほとんどみかけません．

　栄養状態を悪化させずにP値をコントロールできたという報告[6]もありますので，1回4時間・週3回の透析患者が十分なタンパク質をとるには高リン血症治療薬は必要な薬剤と考えてよいと思います．

◆ 文献

1）日本透析医学会：慢性腎臓病に伴う骨・ミネラル代謝異常の診療ガイドライン．透析会誌，45：301-356，2012

2）伊藤恭子，他：リン吸着薬処方錠数の増加は服薬アドヒアランス低下およびリン管理不良と関連する．透析会誌，49：475-482，2016
　　➡服薬アドヒアランスを調査したところ，飲み忘れなしが138人に対し飲み忘れありが83人でした．常に「飲めているか？」の確認をしよう．

3）Rhee CM, et al：Effect of high-protein meals during hemodialysis combined with lanthanum carbonate in hypoalbuminemic dialysis patients: findings from the FrEDI randomized controlled trial. Nephrol Dial Transplant, 32：1233-1243, 2017

4）Block GA, et al：Mortality effect of coronary calcification and phosphate binder choice in incident hemodialysis patients. Kidney Int, 71：438-441, 2007

5）Sato H, et al：Risk of cardiovascular mortality predicted by the serum calcium level and calcification score at the initiation of dialysis. Clin Exp Nephrol, 22：957-966, 2018

6）Rhee CM, et al：Effect of high-protein meals during hemodialysis combined with lanthanum carbonate in hypoalbuminemic dialysis patients: findings from the FrEDI randomized controlled trial. Nephrol Dial Transplant, 32：1233-1243, 2017

第4章 栄養とCa・Pのコントロール

4 ビタミンDはどうしましょう？

Lv. ★★☆

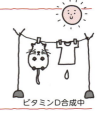
ビタミンD合成中

腎不全になるとビタミンDが低値になります．ビタミンDの作用は次の通りです（図1，第4章-❶ 図1参照）．

- Ca↑
- P↑
- PTH↓

ビタミンD薬は，Ca低値でPTHが高いときが使いどきです．処方例は次の通りです．

【経口薬】
①アルファカルシドール（ワンアルファ®錠），1日1回・0.5〜1.0μg（年齢・症状により適宜増減）
②カルシトリオール（ロカルトロール®カプセル），1日1回・0.25〜0.75μg（年齢・症状により適宜増減）

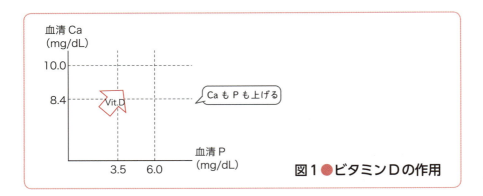

図1● ビタミンDの作用

③ファレカルシトリオール（ホーネル®錠），1日1回・0.3μg
【静注】
・マキサカルシトール（オキサロール®注），1回2.5〜10μgを
週3回，透析回路静脈側に注入（静注）する

　注意すべきは，整形外科などの他科から骨粗鬆症対策としてビタミンD薬が出ていないかです．併用されていると思わぬ高カルシウム血症などに出合うことがあります．

　なお，透析患者へのビタミンD投与には興味深い報告がいくつかあります．

　ビタミンDが投与されている透析患者は生命予後がよい[1]，心血管イベントが少ない[2]（これは後の多施設研究では有意差が出ず，心血管イベントへの有意差はないというのが新しい見解だと考えられます），感染症死が少ない[3]，などです．最新の研究では，PTHが正常範囲内の透析患者にビタミンDを投与しても予後が改善しなかった，という報告もあります[4]．

　禁忌や高カルシウム血症がなければ，透析患者にはビタミンD薬を処方しておくとよいでしょう．

◆文献
1）Andress DL：Vitamin D in chronic kidney disease: a systemic role for selective vitamin D receptor activation. Kidney Int, 69：33–43, 2006
2）Shoji T, et al：Lower risk for cardiovascular mortality in oral 1alpha–hydroxy vitamin D3 users in a haemodialysis population. Nephrol Dial Transplant, 19：179–184, 2004
3）Tanaka S, et al：Comparison of oral versus intravenous vitamin D receptor activator in reducing infection–related mortality in hemodialysis patients: the Q–Cohort Study. Nephrol Dial Transplant, 31：1152–1160, 2016
4）J–DAVID Investigators.：Effect of Oral Alfacalcidol on Clinical Outcomes in Patients Without Secondary Hyperparathyroidism Receiving Maintenance Hemodialysis: The J–DAVID Randomized Clinical Trial. JAMA, 320：2325–2334, 2018

第4章 栄養とCa・Pのコントロール

5 カルシミメティクスを使ってPTHをコントロールしよう

Lv. ★★☆

　レグパラ®登場以前は，PTHをコントロールすることはとてもたいへんでした．ビタミンD薬を最大量投与して何とか押さえたり，ひどくなると腫れた副甲状腺を手術で切除したりしていました．

　最近は第2世代のオルケディア®，静注薬のパーサビブ®などが現れ，これらの薬はCa受容体作用薬（カルシミメティクス）とよばれています．

　カルシミメティクス薬の作用は次の通りです（図1）．処方例は表1を参照してください．

- P→
- Ca↓↓
- PTH↓

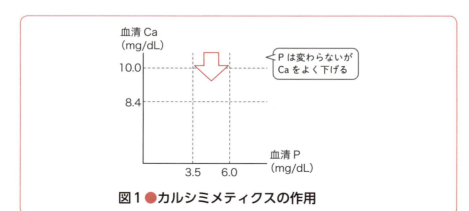

図1 ● カルシミメティクスの作用

表1 ●カルシミメティクスの処方例

一般名	商品名	開始用量	用量調整
シナカルセト	レグパラ® 錠	1回25mg，1日1回（朝食後）	1回につき1〜3錠（25〜75mg）の間で増減する [増量] 3週間以上の間隔をあけ1錠（25mg）ずつ増やす．1日の上限は4錠（100mg）とする [減量] 半量ずつ減らす（例：50mg→25mg）
エボカルセト	オルケディア® 錠	1回1mg，1日1回（朝食後）	1日1回1〜8mgの間で適宜用量を調整する
エテルカルセチド	パーサビブ® 静注透析用	1回5mg，週3回（返血時）	1回2.5〜15mgの範囲内で適宜用量を調整する

　使用上の注意は**低カルシウム血症**と**消化器症状**です．低カルシウム血症に対しては投与後1カ月は毎週Ca値を測定し，低カルシウム血症になっていたら減量します．消化器症状が出ていても減量です．

　内服薬と注射製剤の副作用は同等とのことです．最近発売されたオルケディア®はレグパラ®に比べて消化器症状が少ないものの効果は同等であるため徐々に主流になると思います．

　なお，レグパラ®はPTH抑制がメインの効果ですが，PTHを240pg/mL以下にコントロールするとP・Caのコントロールが容易になることが知られています[1]．PTHが高い場合にはレグパラ®，オルケディア®，パーサビブ®などを使いながら，P・Caのコントロールを行いましょう．

◆ 文献

1）高津千裕，他：透析患者の二次性副甲状腺機能亢進症に対するシナカルセト塩酸塩投与時の副作用発現状況の調査．透析会誌，42：931-938，2009

第4章 栄養とCa・Pのコントロール

6 栄養状態とP管理のトレードオフ

Lv. ★★☆

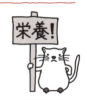

　栄養が大事だ！とずっと強調していますが，低リン血症は「食べられない指標」の1つであり，予後が不良です．反対に，P値が高い人は，Alb値が良好でBMIが高いという報告もされています[1]．

　これが示唆することは「しっかり食べると栄養状態がよくなるがP値は悪くなる」ということです．この点で栄養とPの関係はトレードオフ[*1]と言えるでしょう．

　経験のある方は，低タンパク食の実践がとても困難なことを知っていると思います．透析食・腎不全食についてよい本がたくさん出ていますが，いざ実践となるとたいへんです．

　特に現在は，透析患者の高齢化が進み，自炊よりも中食[*2]という方々もたくさんいます．惣菜や弁当には保存性を高めるために食品添加物として無機リンが添加され，規制がありません．

　「Pをとらないでください！」という医療者側の押しつけは簡単です．その代替案として食品添加物のリンをなるべくとらない食生活を提案することが大切だと思います．

　実際に患者がどのような生活スタイルで，どこの店でどんなものを買っているのか？（予算的に買えるのか？）どのような食事が好みか？などをよく理解したうえで，栄養状態を悪化させずにPのコントロールを行える代替案が必要でしょう．

＊1：トレードオフ（trade-off）とは，一方を追求すれば他方を犠牲にせざるを得ないという状態・関係．
＊2：外食（がいしょく）は食堂やレストラン等へ出かけて食事をすること．内食（ないしょく，うちしょく）は外食の対語であり，家で素材から調理したものを食べることを指す．中食（なかしょく）は外食と家庭料理の中間にあり，惣菜や弁当などを買って帰り，家で食べることである．

例えば，患者には「焼き肉弁当をサラダチキンに変えれば塩分とカロリーを抑えられますよ」という話をしています．さらに「自分でチキンを蒸したら，もっと塩分を抑えられます．おにぎりも自分で握れば塩分を調整できますよね」という話もしています．

　管理栄養士や看護師とも協力して一緒に取り組んでみましょう．

◆ 文献

　1）石村栄治，他：栄養障害と低リン血症．透析会誌，44：49-52，2011

第5章 透析中のトラブルシューティング

1 透析中に血圧が下がりました！
Lv. ★★★

透析中のトラブルで一番多いのが「血圧が下がりました！」です（図1）．これを透析低血圧（intradialytic hypotension）と言います．K/DOQIの定義は，「透析中に20mmHgの収縮期血圧の低下，あるいは症状を伴った10mmHg以上の平均血圧の低下」です[1]．

1 透析低血圧への対応

対処法は次の2つです．

・除水を止める
・足を挙上する（頭を下げる）

これで，約5分くらい待つと血圧が上がってきます．

2 次に行うこと

これでもダメな場合は次のいずれかの手です．

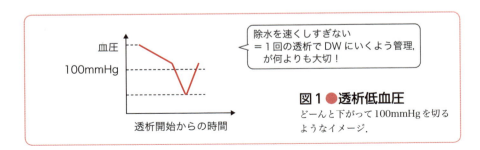

図1 ● 透析低血圧
どーんと下がって100mmHgを切るようなイメージ．

● 生理食塩水

・生理食塩水100mL，点滴静注

　急速な除水によって，血管内のボリュームが不足したために低血圧が起こることがほとんどなので，補液すればよくなります．

● 高張液

・20％ブドウ糖液 100ｍL，5分程度で投与

　高張液を投与して透析低血圧に対応することがあります．血液の等張液は0.9％食塩水あるいは5％ブドウ糖液ですので，3％食塩水や20％ブドウ糖液が高張液となります．

　実際に，20％ブドウ糖液を3.3mL/kg/10分で投与するとよかったという報告があります[2]．この論文では，5％ブドウ糖液，マンニトール，3％食塩水の順に血圧上昇の効果が高くなっています．ただし，ブドウ糖による高血糖の恐れがあるため，使ったあとは血糖値を測定したほうがよいでしょう．

　3％食塩水も効果はあるようですが，せっかく除水でNaを取り除いているのにまたNaを戻すと結局DWにいけなくなるのでは…と考えると，ちょっと使いにくいですね．

● グリセリン，マンニトール

・濃グリセリン（グリセオール®注）200mL＋マンニトール200mL
※場合により，エチレフリン（エホチール®注）10mgを10〜15分で混注する

　これは，無理矢理ボリュームを増やして，末梢血管を締めて血圧を上げよう，ということです．緊急事態であればよいのですが，じっく

り透析をして隅々まで尿毒素を抜くと言う観点から，グリセリンを頻回に使うようであれば，**3**のように血圧が下がる原因の検索が必要です．

3 頻回に血圧低下を生じる場合の対応

● もう一度見直す

普段から頻繁に血圧が下がる場合は，DWや総除水量，除水速度の見直しなどが必要です．

透析中の血圧低下をくり返すときは原因をもう一度考えてみましょう．透析は心血管イベントのハイリスク因子ですので，虚血性心疾患で一時的にショックになったという可能性もあります（透析中に血圧のトラブルがあったら心電図をとる癖をつけましょう）．あるいは消化管出血かもしれません．いずれにせよ，こればかりは診察しなければわからないので，あらゆることを疑って対応する必要があります．

一時的な血管内脱水による血圧低下は補液が一番ですが，除水速度が速い場合や体重の増え幅が大きい場合は血圧低下が起こりやすいので，普段からしっかりとした体重管理をしておくことが大事です．

● 薬物療法

慢性的に血圧低下が起こる患者にカルニチンを投与したら透析低血圧が半分程度に減ったという報告があります[3]（第3章-**4**）．

他には，透析前に神経調整薬を服薬する方法もあります．

①ドロキシドパ（ドプス®OD錠）1回　200mg，透析30分〜1時間前に内服
②アメジニウムメチル硫酸塩（リズミック®錠），1回1錠（10mg），透析開始時に内服

第5章
透析中のトラブルシューティング

なお，ICUで行われている透析低血圧の話ではありますが，単純に具合が悪いから血圧下がるんだと言う論文が妙に説得力がありました[4]．

4 補足情報

また，施設が限られますが，HDF（血液濾過透析）にすると，透析低血圧が軽減することがあります．機序は補充液のNa負荷や血管内脱水時の細胞外液増加による効果です．

特にフィルターに血液が入る前に大量の補充液を投与したとき（前希釈オンラインHDF，第6章-❶ 図2参照），補充液中のNaが血圧の安定化に作用すると考えられています．血管内が除水されたころ，例えば60分ごとに補充液を血管内に注入する間欠的HDFができる装置もあります．

他には，透析液の温度を34.5度くらいに下げると，末梢血管が収縮して血圧が下がらないという報告があります[5, 6]．

最後に，透析低血圧は予後に影響するか？ という疑問については，透析前の血圧が160mmHg以上で，透析中の最低血圧が100mg以下になる場合には予後に影響するという報告[7]がありますが，本邦でも透析中の低血圧や透析後の起立性低血圧があると死亡率が上がるという報告があります[8]．血圧の乱高下がある患者は予後が悪い，という臨床的な感覚ともマッチします．一方で，透析低血圧の定義がまちまちですので，これを統一すべきと言う意見[9]も納得できるところです．

いずれにせよ，体重を増やしすぎないということにつきます[10]．

◆ 文献

1) K/DOQI Workgroup : K/DOQI clinical practice guidelines for cardiovascular disease in dialysis patients. Am J Kidney Dis, 45 (4 Suppl)

2) Nette RW, et al : Specific effect of the infusion of glucose on blood volume during haemodialysis. Nephrol Dial Transplant, 17 : 1275–1280, 2002

3) Ibarra–Sifuentes HR, et al : Levocarnitine Decreases Intradialytic Hypotension Episodes: A Randomized Controlled Trial. Ther Apher Dial, 21 : 459–464, 2017

4) Laurent B, et al : Prevalence and risk factors of hypotension associated with preload–dependence during intermittent hemodialysis in critically ill patients. Crit Care, 20 : 44, 2016

5) Agarwal R : How can we prevent intradialytic hypotension? Curr Opin Nephrol Hypertens, 21 : 593–599, 2012

6) Selby NM & McIntyre CW : A systematic review of the clinical effects of reducing dialysate fluid temperature. Nephrol Dial Transplant, 21 : 1883–1898, 2006

7) Flythe JE, et al : Association of mortality risk with various definitions of intradialytic hypotension. J Am Soc Nephrol, 26 : 724–734, 2015

8) Shoji T, et al : Hemodialysis–associated hypotension as an independent risk factor for two–year mortality in hemodialysis patients. Kidney Int, 66 : 1212–1220, 2004

9) Assimon MM & Flythe JE : Definitions of intradialytic hypotension. Semin Dial, 30 : 464–472, 2017

10) Assimon MM & Flythe JE : Intradialytic Blood Pressure Abnormalities: The Highs, The Lows and All That Lies Between. Am J Nephrol, 42 : 337–350, 2015

第5章

透析中のトラブルシューティング

第5章　透析中のトラブルシューティング

2 ドライウェイトに
いけませんでした

Lv. ★★☆

　透析の終わりにくるコールの多くは「ドライウェイト（DW）にいけませんでした」です．返血していた場合はどうしようもないのですが，状況に応じて対応策を変えていきます（図1）．

　原因が何であっても週末をDWから高い状態で迎え，「週明けの破綻＝心不全」の危険が高いと判断されたときは臨時で土曜日または月曜日に透析を実施するか考慮します．

1 予定通りにいくはずだった場合

　まず，予定通りに除水してDWにいくはずだったのに，体重を測ったらDWに達していなかった場合です．

　この場合は，輸液や透析中の経口摂取を補正したときの誤差や計算違い，あるいは装置の不良（除水コントローラーや体重計）をチェックする必要があります．

2 体重が増えすぎていた場合

　もともと患者の体重の増え幅が多く，最大除水をかけてもDWに達しなかった場合です．

　これは仕方がないため，患者に体重を増やさないよう再指導するしかありません．

3 透析低血圧を生じた場合

　透析低血圧などで除水が十分量できずDWに達しないことも多々あ

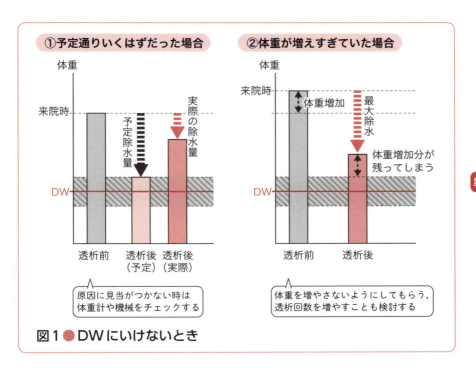

図1 ● DWにいけないとき

ります.

　心臓や血管に見合った体重の増え幅は患者によって異なります.透析低血圧の原因が体重増加の場合は,患者教育を続けると同時に,その他の透析低血圧の原因の検索と対応(第5章-❶参照)を再検討します.

◆　◆　◆

　当院では,透析後体重が許容できる幅(図1)にあれば帰宅を指示しています.許容範囲外の場合には,「今週中にもう1回来てください」と指示を出すこともあります.
　なぜ「体重,体重」と言うかというと,透析患者の死因の第1位は心不全であり,これを減らすためには普段の体重管理が重要だからです.

第5章 透析中のトラブルシューティング

3 血流量がとれません

Lv. ★★☆

血流量が十分にとれない原因は2つです．

① 穿刺針の位置がたまたま悪く，血流がとれない（図1A）．
② バスキュラーアクセス自体の血流が落ちていて流量がとれない（図1B）．

1 たまたま針の位置が悪い場合（図1A）

　このときは無理せずいつもより少ない血流量で行えば大丈夫です（普段300mL/分で行っているのならば，150mL/分程度にします）．

　透析の基本的な働きを思い出してみましょう（第1章-5 表1参照）．透析では，電解質の調整（K・Pの除去），アシドーシスの補正（不揮発性酸の除去），体液の除去（Naの除去）を行いますが，これらは120mL/分程度の低い血流量で十分にできます（だから，緊急透析な

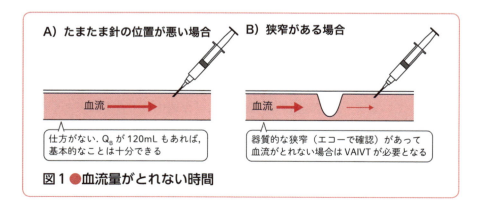

図1 ● 血流量がとれない時間

A）たまたま針の位置が悪い場合
血流 →
仕方がない．Q_Bが120mLもあれば，基本的なことは十分できる

B）狭窄がある場合
血流 →
器質的な狭窄（エコーで確認）があって血流がとれない場合はVAIVTが必要となる

誰も教えてくれなかった血液透析の進めかた教えます

どはやむなくバスキュラーアクセスカテーテルを静脈に留置してもできるわけです).

2 器質的な血管の狭窄がある場合 （図1B）

　このときは診察が必要です．まず，バスキュラーアクセスが完全に閉塞している場合はカテーテルの留置が必要となります．熟練していて安全にできる人員・施設で行うのがよいでしょう．

　バスキュラーアクセス自体が悪い場合（アクセス不全）は血液透析用バスキュラーアクセスのインターベンションによる修復（vascular access intervention therapy：VAIVT）が必要になります．

　病態が無数にあるので説明するのが難しいのですが，当院では「エコーにて狭窄部位が確認でき，設定している血流量がとれない場合にはVAIVTを依頼する」ということにしています．「ちょっと血流量とれないなぁ」と思ったらエコーをしてみましょう．

第5章　透析中のトラブルシューティング

4 バスキュラーアクセスの管理はどうしましょう？

Lv. ★★★

1 バスキュラーアクセスとは

　血液透析では1分間に200mLの血液を取り出す必要がありますが，静脈からこれだけ大量の血液を取り出すことはできません．そこで，血液透析を行うために専用の血管をつくる必要があり，これをバスキュラーアクセス（vascular access：VA，表1）と呼びます．

2 バスキュラーアクセスの管理

　長期間使用するにはメンテナンスが重要です．患者自身に管理の大事さをくり返し指導しましょう．私は「あなたの命綱ですよ」と伝えています．次の点によく注意し，表2のようなトラブルを避けましょう．

- キチンと観察（キチンと流れているか，触診してスリルを確認，聴診して音の性状を確認．皮膚に発赤や表皮剥離がないか，瘤が新しくできていないか，大きくなっていないかなどをよく見る）
- 雑に止血しない（バンドでグルグル巻きなどはダメ，優しくしっかり止血する）
- 異変を感じたらエコーで狭窄部位を確認
- シャントが詰まったときはあらかじめどうするか決めておく（普段からインターベンションやリペアしてくれる方々に感謝をもって，連携しておく）

誰も教えてくれなかった血液透析の進めかた教えます

表1 ● バスキュラーアクセスの種類

分類	種類	特徴
シャント	①AVF（内シャント，皮下動静脈瘻）	・第一選択，全体の9割を占める ・動静脈を直接つなげる ・開存率が高く，感染にも強い ・作成部位は，手関節→前腕中部→肘部と，できるだけ遠位にする
	②AVG（人工血管使用皮下動静脈瘻）	動脈と静脈が離れている場合，人工血管でつないでVAを作成する
シャント以外	①動脈表在化	本来は筋膜の下を走行している上腕動脈を遊離して皮下に移動し，VAとして使用する
	②長期留置カテーテル（カフカテーテル）	・内頸静脈や鎖骨下静脈から上大静脈にカテーテルを挿入する ・感染リスクと閉塞の可能性が高く，毎日のカテーテル管理が必要となる

表2 ● シャントトラブル

トラブル	特徴
①狭窄・閉塞	・脱血不良，静脈圧高値，止血困難の原因になる ・カテーテル治療や外科的手術が必要となる
②シャント瘤	・頻回に穿刺した部位に瘤ができる ・破裂すると大量出血を起こすため，迅速な処置が必要となる
③感染	・ほとんどがAVGで生じる ・人工血管除去と抗菌薬による治療が必要となる
④スチール症候群	・シャントに血流が流れすぎることで生じる末梢の冷感，疼痛

　どんな人が狭窄を起こしやすいか，依然として結論が出ておりませんが，よくVAIVTを受ける人がいるという事実を考えると，狭窄しやすい人がいてその患者のシャントは入念に観察するということになります．

◆　　◆　　◆

　最近，透析患者がスタチン（脂質降下薬）を飲んでいるとシャントが狭窄しにくいという論文が出ており，シャントが詰まらないための内科治療が発見されることを期待しています[1]．

◆ 文献

1) Sanada S, et al：Efficacy of statin on vascular access patency in diabetic hemodialysis patients. J Vasc Access, 18 (4)：295-300, 2017. doi: 10.5301/jva.5000739

2) 日本透析医学会：2011年版 慢性血液透析用バスキュラーアクセスの作製および修復に関するガイドライン. 透析会誌, 44：855-937, 2011

3)「臨床工学技士のためのバスキュラーアクセス日常管理指針 初版」（バスキュラーアクセス管理委員会／編）, 日本臨床工学技士会, 2016

第5章 透析中のトラブルシューティング

5 足つりました

Lv. ★★☆

足をつるということも結構よくあるトラブルです．いろいろと調べてもまだ原因は明らかになっていません（文献を調べたいなら"Muscle Cramp"＆"Dialysis patients"です）．

基本的には数分待つか，患部をマッサージあるいはストレッチをするしかないのですが，透析後半の循環血液量が減ってきた時間に発生しやすいので，血圧低下に準じて対応すると（第5章-❶参照），よくなることが多いです．

なかには漢方が効く患者もいます．

・芍薬甘草湯エキス顆粒　1回1包，屯服（足がつったとき）

傷寒論に「脚攣急するに之を与う」と書いてあり，これがもとになって使われているようです．実際に結構効きますし，論文も出ています[1]．

使用時の注意点としては，甘草が含まれているので長期に服用すると血圧が上がったり，むくんだりする人がいるので，その場合は回数を減らしましょう．

筋痙攣を起こした患者に五苓散を使ったところ筋痙攣に使った補液の量が減った報告[2]や，4例の報告ではありますが，足三里と承山という経穴に生理食塩水を0.2 mL入れたところ苦痛が10から2程度に減ったという報告[3]があります．

他にもカルニチン欠乏で足がつりやすくなるといわれており，カルニチン投与により筋痙攣が改善したというメタ解析もあります[4]．

（ 第3章 － ❹参照 ）．「カルニチン欠乏症」として保険適応があります．

　他にはビタミンCやEが効くという報告もあります．驚くべきことに，透析患者の筋痙攣に対してランダム化二重盲検試験があり（数は60例と少ないですが），ビタミンC単独，E単独，CとE併用いずれもプラセボと比べて安全に筋痙攣を減らせたという報告[5]やビタミンE投与群と非投与群で比べたところ，投与群では筋痙攣が有意に少なかったという報告もあり[6]検討に値します．いずれにせよ，透析間の体重を増やしすぎない，これに尽きると思います．

◆ 文献
1）室賀一宏，松井則明：透析患者の下肢の筋痙攣に対する芍薬甘草湯の使用経験．日本東洋医学雑誌，46：467-469, 1995
2）和田健太朗：血液透析患者の除水困難症・筋痙攣に対する五苓散の効果．日本東洋医学雑誌，63：168-175, 2012
3）篁武郎，他：人工透析に合併する下肢筋痙攣に対する経穴注射の効果．日本ペインクリニック学会誌，11：439-442, 2004
4）Lynch KE, et al：Effects of L-carnitine on dialysis-related hypotension and muscle cramps: a meta-analysis. Am J Kidney Dis, 52：962-971, 2008
5）Khajehdehi P, et al：A randomized, double-blind, placebo-controlled trial of supplementary vitamins E, C and their combination for treatment of haemodialysis cramps. Nephrol Dial Transplant, 16：1448-1451, 2001
6）El-Hennawy AS & Zaib S：A selected controlled trial of supplementary vitamin E for treatment of muscle cramps in hemodialysis patients. Am J Ther, 17：455-459, 2010

第5章 透析中のトラブルシューティング

6 身体がかゆいんです

Lv. ★☆☆

　透析患者はかゆみを生じることが多く，70％以上の患者がかゆみを訴えるという報告もあります[1]．かゆみを訴える患者は，睡眠障害をきたしやすいため生命予後も悪いという報告もあります[2]．

　学会などで「オンラインHDFをすることでかゆみが改善した」という報告が散見され，海外では論文もあります[3]．オンラインHDFなどを使って透析効率を上げて損をすることはないため，できるだけ上げた方がよいでしょう．

　透析患者は高齢者が多いことから，乾燥肌によるかゆみの関与も十分に考えられるためにキチンと保湿剤で皮膚のバリアを保護することが重要です[4]．内服の抗ヒスタミン薬や外用ステロイドも一定の効果があるようです．どうしてもかゆい場合には，レミッチ®が効くこともあります．

【処方例】
① 新レスタミンコーワ軟膏，1日数回，適量を塗布する ※シャント肢への塗布はNG！
② エピナスチン塩酸塩（アレジオン®錠），1回1錠（10mg），1日1錠
③ ナルフラフィン塩酸塩（レミッチ®OD錠），1回1錠（2.5μg），1日1錠

　海外では，ベビーオイルに効果があった[5]，指圧が効いた[6]，なん

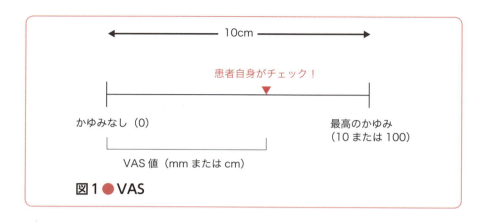

図1 ● VAS

表1 ● 白取のそう痒の重症度基準[7]

程度	日中の症状	夜間の症状
4：激烈なかゆみ	いてもたってもいられないかゆみ．掻いてもおさまらず，ますますかゆくなり仕事も勉強も手につかない．	かゆくてほとんど眠れず，しょっちゅう掻いているが，掻くとますますかゆみが強くなる．
3：中等度のかゆみ	かなりかゆく，人前でも掻く．かゆみのためイライラし，たえず掻いている．	かゆくて目がさめる．ひと掻きすると一応眠るが，無意識のうちに眠りながら掻く．
2：軽度なかゆみ	ときに手がゆき，軽く掻く程度で一応おさまり，あまり気にならない．	多少のかゆみはあるが，掻けばおさまる．かゆみのために目がさめることはない．
1：軽微なかゆみ	ときにむずむずするが，特に掻かなくても我慢できる．	就寝時わずかにかゆいが，特に意識して掻くほどでない．よく眠れる．
0：症状なし	ほとんどあるいはまったくかゆみを感じない．	ほとんどあるいはまったくかゆみを感じない．

て話もあります．せっかく使うならば，前後でどのくらいよくなったかを評価しておきましょう．**VAS**（visual analogue scale，図1）や**白取の基準**（表1）を使うのがよいでしょう．

　もっと勉強したい方は文献8・9がおすすめです．新薬も期待できるため数年後はもっとよくコントロールできる可能性があります．

◆ 文献

1) Narita I, et al：Etiology and prognostic significance of severe uremic pruritus in chronic hemodialysis patients. Kidney Int, 69：1626–1632, 2006

2) Pisoni RL, et al：Pruritus in haemodialysis patients: International results from the Dialysis Outcomes and Practice Patterns Study (DOPPS). Nephrol Dial Transplant, 21：3495–3505, 2006

3) Jiang X, et al：Comparison of high–flux hemodialysis with hemodialysis filtration in treatment of uraemic pruritus: a randomized controlled trial. Int Urol Nephrol, 48：1533–1541, 2016

4) 中野美佳, 他：血液透析患者の皮膚のかゆみに対する保湿製剤を用いたスキンケア継続の効果. 透析会誌, 32：1121–1125, 1999

5) Karadag E, et al：Effect of baby oil on pruritus, sleep quality, and quality of life in hemodialysis patients: pretest–post–test model with control groups. Jpn J Nurs Sci, 11：180–189, 2014

6) Kiliç Akça N, et al：Effect of acupressure on patients in Turkey receiving hemodialysis treatment for uremic pruritus. Altern Ther Health Med, 19：12–18, 2013

7) 白取 昭, 他：皮膚そうよう症に対するオキサトミドの臨床的検討：多施設二重盲検試験. 西日皮膚, 45：1042–1051, 1983

8) Simonsen E, et al：Treatment of Uremic Pruritus: A Systematic Review. Am J Kidney Dis, 70：638–655, 2017

9) Mettang T & Kremer AE：Uremic pruritus. Kidney Int, 87：685–691, 2015

第5章 透析中のトラブルシューティング

7 熱がでました

Lv. ★★☆

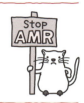

透析患者が発熱したら，まず次の対応をしましょう．

・バイタル，SpO_2の測定
・血液培養2セット
・できれば痰培養，抗酸菌培養も必ず‼
・胸部X線写真
・血算，CRP
・インフルエンザ（流行しているとき）

感染症は，どこにどんな微生物が付着して病気を起こしているかによって，抗菌薬の選択と治療期間が決まります．そもそも風邪には抗菌薬は効きません．

「とりあえず抗菌薬（特に内服）」はきわめて危険です．理由は2つあります．

① 経口第3世代（フロモックス®，メイアクト®，セフゾン®など）で治療できる疾患は少ない[*1]
② ニューキノロン系では血流感染は治療できません．運が悪いと結核の部分治療になり，耐性菌結核が出現して発見が遅れることもあります．

[*1]：経口第3世代セフェム系は腸内細菌を破壊して下痢を引き起こす．ほぼ便として排泄されてしまうため，世間ではDU薬（DAITAI UNKO：だいたいウンコ）とよばれています．

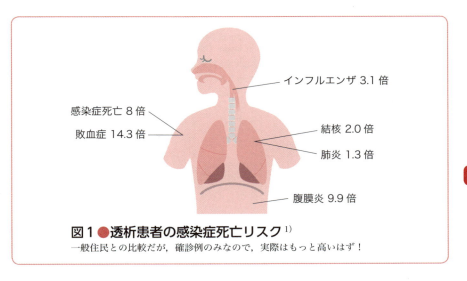

図1 ● 透析患者の感染症死亡リスク[1]
一般住民との比較だが，確診例のみなので，実際はもっと高いはず！

　透析患者は腎不全として免疫抑制状態であり，週3回も透析時に針を刺すため血流感染のリスクがきわめて高い患者群です．この患者群が発熱をしたら，しっかり対応するべきでしょう．そのためには，診察・培養です．「とりあえず抗菌薬」で，診断がつかないまま治療し，その後に見立てが外れてものすごくこじれている患者をしばしば見かけます．透析患者の死亡原因の第2位は感染症であることを肝に銘じて診療する必要があります（図1）．安易に抗菌薬を使うならば，最後まで診る覚悟が必要になります．

　もう1つ心配なのは結核です．透析患者の結核リスクは10倍程度と推定されています[2]．高齢であればリスクはさらに上がるでしょう．現在，結核は年間20,000人近くの患者が新規に発症しており，再興感染症として問題になっています．高齢で腎不全の透析患者には必ず結核に対するアセスメントをしてください．ちなみに結核治療では結核菌を確実に撲滅し，新たな耐性を誘導しないため3剤以上の併用療法が必須です[3]．安易な抗菌薬は絶対ダメです！

◆ 文献

1）Wakasugi M, et al：High mortality rate of infectious diseases in dialysis patients：A comparison with the general population in Japan. Ther apher dial, 16 (3)：226-231, 2012

2）高森幹雄：透析患者における結核症の実態と対策．透析会誌, 49：806-808, 2016

3）日本結核病学会治療委員会：「結核医療の基準」の見直し-2014年．結核, 89：683-690, 2014

第5章 透析中のトラブルシューティング

8 DWにいけませんでした，ECUMを使いますか？

Lv. ★☆☆ 「血圧が下がらない」は迷信

　ECUMとは**限外濾過**（extracorporeal ultrafiltration method）のことです．

　血液透析（HD）との違いを簡単に言うと，次の通りです．

- 血液透析は尿毒素＋Na＋水を除去する
- ECUMはNa＋水を除去する

　なぜか「ECUMは血圧が下がらない」と信じている方もいて，体重の増え幅が大きい患者に対して，「4時間血液透析＋30分ECUM」と言う指示でDWに近づけようとしている光景をよく見かけます．

　私が調べた限りでは「ECUMで血圧が下がりにくい」という論文を見たことがありません（強いて言うならば，文献1になるのかもしれませんが，イマイチ理解しにくい論文でした）．

　ECUMは浸透圧の変化がすくない，透析液を流さないので温度が相対的に下がることで血管が収縮方向に向かうなどにより血圧への変動が少ないと言われています．

血漿浸透圧＝2×(Na＋K)＋血糖/18＋BUN/2.8

　血漿浸透圧変化を維持透析している患者で仮定してみます．透析前のBUNが60程度で，透析後が10程度だとします．Naや血糖は大きく変動しないので，(60－10)÷2.8≒17程度，透析前後で浸透圧が下がることになります（Kは値が小さいので無視）．

　もし透析後にECUMをするならば，すでにBUNが下がっているの

だから，浸透圧の変化がかなり小さいはずです．とすると，ECUMを
するなら透析前の方がよいと考えられます．

2014年に腎臓学会から出たネフローゼ症候群のガイドライン[2]に
は「薬物療法によるコントロールが困難な難治性浮腫や腹水に対して，
体外限外濾過療法（ECUM）による除水は有効であり推奨する」とあ
りますが，推奨グレードC1であり，科学的根拠はない（あるいは弱
い）が，行うよう勧められるとなっています．すなわち，それほど高
いエビデンスではありません．

末期腎不全で維持透析を行っている患者であれば，利尿薬などで尿
量を増やすことは期待できません．こういうことを考えるならば，
ECUMを30分併用するよりも，透析時間を30分延ばすほうがよいと
思います．透析時間の延長は圧倒的に生命予後に有利です．

それ以上に，体重を増やしすぎて，週末にDWまでいけないような
生活習慣を何とかするのが第一でしょう．

◆ 文献
　1）Locatelli F, et al : Sodium balance during extra corporeal dialysis. Saudi J Kidney Dis
　　　Transpl, 12 : 345–351, 2001
　2）「エビデンスに基づくネフローゼ症候群診療ガイドライン2017」〔丸山彰一/監，厚生労働科学研究
　　　費補助金難治性疾患等政策研究事業（難治性疾患政策研究事業）難治性腎疾患に関する調査研究班/
　　　編〕，東京医学社，2017

第6章 ステップアップの知識！原理や最新知見を知って、さらによい透析を！

1 血液透析の原理
拡散と限外濾過

Lv. ★☆☆

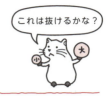

1 血液透析の原理

　原理を知っておくと，血液透析の利点と限界がわかると思います．血液透析（HD）は拡散と限外濾過の2つを利用して，不要な物質を除去しています（一部吸着といって，膜に分子がくっつく作用もありますが，本書では割愛します）．

　ダイアライザの中には中空糸が入っており，その糸には小さな穴が無数にあいています（第1章-3参照）．中空糸の中に血液を，外側に透析液を流すと，身体に不要な物質が透析液側に出て行き，不足している分が血液に入ってきます．このとき拡散という原理を利用して，尿毒素などを透析液中に逃がしています（図1A）．タンパク質や赤血球などは血液中に残ります．選択的に物質を通すのが透析のツボです．

　さらに限外濾過という原理を使って，血液透析ではナトリウムや水を移動させています（図1B，C）．コーヒーフィルターでコーヒーをつくるときをイメージしてみてください．この時，重力という圧力を使って，粉とコーヒー液を分離して抽出しています．これはコーヒーの粉がフィルターの目より粗く，コーヒー抽出物が目よりも小さいためにコーヒーができます．

　血液濾過透析（hemodiafiltration：HDF）は透析の液の圧較差を高くすることで濾過の部分を大きくしているのです（図2）．

　現場では各メーカーの工夫でワンタッチで安全に除水量を調整できます．

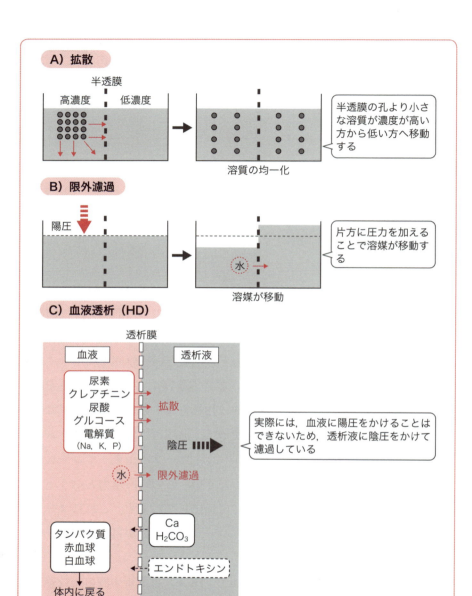

図1●血液透析の原理
拡散は熱運動による物質の移動です．おならをすると部屋中がくさくなるとか，水に砂糖を入れるとかき混ぜなくても甘くなるのと同じです．

2 透析液はクリーンに

ここで「血液中から透析液へ1方向に移動するだけなの？」と疑問をもった方もいるかもしれません．

もちろん，透析液中から血液中へも物質が移動します．例えば，CaやH_2CO_3などは透析液中から血液中に移動します（そのように透析液濃度を調整しています）．

水や細菌毒素（エンドトキシン）なども拡散によって透析液中から血液に入ります（**図1C**）．つまり「**透析液はきわめて清浄でなくてはいけない！**」ということです．透析液が汚染されていると，感染はもちろん慢性炎症を引き起こすといわれています．臨床的には，栄養状態の改善が悪くなったり，**ESA抵抗性**[1]が高まることがあります．

特にオンラインHDFの場合は補充液として透析液を10～100Lも血液中に注入して拡散の量を上げます（**図2**）．これだけの量が身体の中に入るのですから，透析液が汚染されていたら大変なことになります．

日本透析医学会の「2016年版 透析液水質基準」[1]や，臨床工学技士会からの「2016年版透析液水質基準達成のための手順書」[2]などを参考にして透析液の清浄化に努めてください．透析液の水質確保は透析を行って診療報酬を得るための算定要件です．

3 ダイアライザで除去できるもの，できないモノ

ダイアライザは穴の大きさで抜けるものが決まります（**表1**）．そのため，例えば分子量の大きい（約150,000D）免疫グロブリンG（IgG）

---

[1]：ESA抵抗性：ESA製剤の効果判定・治療抵抗性の指標として，ERI（erythropoiesis resistance index）が用いられる．ERIは次式で算出する．ESA抵抗性が高い場合は，第3章-3も参照．
ERI＝ESA doses/kg/g/dL/週＝週あたりのESA製剤投与量（U/週）*÷透析後体重（kg）×Hb値（g/dL）
*エスポー®，エポジン®の単位を使用する
*ネスプ®の場合には200をかけて単位とする
*ミルセラ®の場合には確立した換算式はない

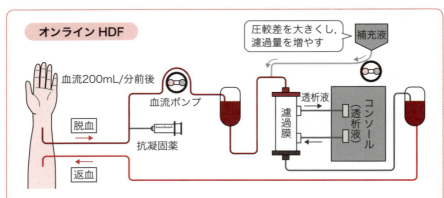

図2●血液濾過透析（HDF）

HDFでは補充液（置換液）を加えることで圧較差を大きくし，濾過の部分を増やしている．オフラインHDFではプラスチックバッグに入った補充液を使用するが，現在主流となっているオンラインHDFでは，水道水を用いて作る透析液をさらに無菌化・無毒化して補充液にしている．これによって大量の濾過をかけて大量の補充液を使用することが可能になっている．オフラインHDFでは5L程度の補充液，オンラインHDFでは10〜100Lもの大量の補充液を血中に入れるため，水質管理が重要となる．

表1●各物質の分子量

物質名	分子量（D）
尿素窒素	60
クレアチニン	113
尿酸	168
グルコース	180
β_2-ミクログロブリン	11,800
TNF-α	17,000
IL-6	21,000
アルブミン	66,000
ヘモグロビン	68,000
IgM	約900,000
CRP	105,000
IgG	146,000〜170,000

TNF-α，IL-6：この分画に尿毒素が多い

小分子量物質：分子量＜500 D
中分子量物質：500 D≦分子量＜5,000 D
大分子量物質；5,000 D＜分子量
※単位はD（ダルトン）

などは通過しません．分子量の小さい（2,000～5,000D）エンドトキシンフラグメントなどは通過します（第6章-⑤参照）．

　これがわかっていれば，血漿交換用の膜で透析を行ったという事件の恐ろしさがわかると思います（どんどん血漿が抜けていくわけです）．ミスを防ぐために当院では，血液透析用の膜と血漿交換用の膜は別の場所に保管しています．

● ダイアライザの選択について

　当院では，特にこだわりはないですがポリスルホン（PS）膜が80％以上使われています．ポリエーテルスルフォン（PES）膜がいい！ S型の膜素材がいい！ 特定積層型がいい！ と色々な意見がありますのでぜひ参考にしてください（これは透析の基本よりかなり先の話になると思います）．

◆ 文献
1）峰島三千男，他：2016年版 透析液水質基準．透析会誌，49：697-725，2016
2）「2016年版 透析液水質基準達成のための手順書」Ver1.01
　　http://www.ja-ces.or.jp/ce/wp-content/uploads/2017/07/d808d5f6078e5edadd9c-306ca6ff6420.pdf

Column

透析液には何が入っているか？

血液透析黎明期は透析液も手づくり，ダイアライザも手づくりで試行錯誤していたと聞きました．現在ではほとんどの透析液が表1のような組成となっており，さほど変わりがありません．

一点注目するならば，Caが2.5〜3.0mEq/Lと幅があります．Ca・Pの管理でCaを低めに管理したい場合には，低めのCa濃度の透析液を使うことがオススメです．

表1 ●透析液の組成

	濃度（mEq/L）
Na	140
K	2
Ca	**2.5〜3.0**
Mg	1
Cl	110
HCO_3^-	25〜30
ブドウ糖	100〜150

Ca以外はインパクトが少ない．

しっかりと1回4時間・週3回透析をして，DWをキチンと決めて，体重を増やさないことの方が遙かに重要となります（しつこいくらいにこればかり）．

誰も教えてくれなかった血液透析の進めかた教えます

第6章 ステップアップの知識！原理や最新知見を知って，さらによい透析を！

2 CKDとAKIの定義・診断

Lv. ★☆☆

　慢性腎臓病（chronic kidney disease：**CKD**）という言葉はだいぶ普及してきました．急性腎障害（acute renal injury：**AKI**）もだんだん浸透してきています．これと急速進行性糸球体腎炎症候群（rapid progressive glomerulonephritis：**RPGN**）を併せると，腎疾患の概念が進行速度によって定義づけられていることがわかります（表1〜4）[1〜5]．

　これらの定義はどのようなゴールをめざすかという方向性の違いがあります．

　AKIは主に，腎代替療法の回避や生命予後の改善を目指し，対象は主にICUなどの重症患者です．RPGNはANCA関連血管炎に代表され

表1 ● AKI，RPGN，CKD

	AKI	RPGN	CKD
定義	基準はさまざま RIFLE基準（表2） AKIN基準（表3） KDIGO（表4）	・急性あるいは潜在性に発症する血尿，蛋白尿，貧血と急速に進行する腎不全をきたす症候群（WHO） ・わが国の診断指針では「腎炎を示す尿所見を伴い数週〜数カ月の経過で急速に腎不全が進行する症候群」	次の①②のいずれか，または両方が3カ月以上持続する[1] ①尿異常，画像診断，血液，病理で腎障害の存在が明らか．特に0.15g/gCr以上の蛋白尿（30mg/gCr以上のアルブミン尿）の存在が重要 ②GFR＜60mL/分/1.73m²
概念	時間〜日の単位で急速に腎機能が悪くなる	週〜2・3カ月の単位で腎機能が悪くなる	すでに腎機能が悪くなっている状態
診療の場	・主にICUや入院患者 →入院中の生死に影響する	・入院中から外来 ・腎臓内科が主に診る疾患（ANCA関連血管炎，間質性腎炎など）	・主に外来 ・心血管イベント ・将来の腎代替療法

表2 ● RIFLE 基準

	GFR基準	尿量基準
Risk	sCr 1.5倍以上 or GFR低下＞25％	0.5mL/kg/時未満 6時間以上
Injury	sCr 2倍以上 or GFR低下＞50％	0.5mL/kg/時未満 12時間以上
Failure	sCr 3倍以上 or GFR低下＞75％ or sCr 0.5≧mg/dLの急性上昇を伴う sCr≧4mg/dL	0.3mL/kg/時未満 24時間以上 or 12時間以上の無尿
Loss	持続するARF（腎機能の完全喪失）4週間以上	
ESKD	末期腎不全（3カ月以上の透析依存）	

GFR：糸球体濾過量，sCr：血清クレアチニン
ESKD：End-Stage Kidney Disease
（文献2より転載）

表3 ● AKIN 基準

定義	1.　ΔsCr≧0.3mg/dL（48時間以内） 2.　sCrの基礎値から1.5倍上昇（48時間以内） 3.　尿量0.5mL/kg/時以下が6時間以上持続	
	sCr基準	尿量基準
ステージ1	ΔsCr≧0.3mg/dL or sCr 1.5〜2.0倍上昇	0.5mL/kg/時未満 6時間以上
ステージ2	sCr 2.0〜3.0倍上昇	0.5mL/kg/時未満 12時間以上
ステージ3	sCr 3.0倍〜上昇 or sCr≧4.0mg/dLまでの上昇 or 腎代替療法開始	0.3mL/kg/時未満 24時間以上 or 12時間以上の無尿

sCr：血清クレアチニン
注）定義1〜3の一つを満たせばAKIと診断する．尿量のみで診断する際は，
尿路閉塞や容易に回復可能な乏尿は除外され，体液量が適切に是正された条件
で診断基準を用いる．
（文献2より転載）

る疾患が多く，免疫抑制が必要になり，腎炎をコントロールして腎予後・生命予後の改善を目指します．CKDはすぐに死亡や腎代替療法にはつながることはありませんが，将来的に心血管時のリスクを上げる可能性があり，腎代替療法への移行を防ぐことをめざします．

表4 ● KDIGO診療ガイドラインによるAKI基準と病期分類

定義	1. ΔsCr ≧ 0.3mg/dL（48時間以内） 2. sCrの基礎値から1.5倍上昇（7日以内） 3. 尿量0.5mL/kg/時以下が6時間以上持続	
	sCr基準	**尿量基準**
ステージ1	ΔsCr ≧ 0.3mg/dL or sCr 1.5〜1.9倍上昇	0.5mL/kg/時未満 6時間以上
ステージ2	sCr 2.0〜2.9倍上昇	0.5mL/kg/時未満 12時間以上
ステージ3	sCr 3.0倍上昇 or sCr ≧ 4.0mg/dLまでの上昇 or 腎代替療法開始	0.3mL/kg/時未満 24時間以上 or 12時間以上の無尿

sCr：血清クレアチニン
注）定義1〜3の一つを満たせばAKIと診断する．sCrと尿量による重症度分類では
重症度の高いほうを採用する．
（文献2より転載）

　もちろんどのAKI分類も万能ではないことが指摘されています[6]．AKIを診療する医師は少ないので，第6章-❹❺で解説します．

　CKDは日本人の8人に1人が罹患しているコモンディジーズであり，専門医に紹介する基準を腎臓学会が定めています（**表5**）[7]．CrからeGFRを計算して，尿蛋白をg/gCreで測定して表と照らしあわせれば専門医に紹介すべきか否かは一目瞭然です．

　まずはこの基準をしっかり守ってコンサルトしていただきたいと思います．

◆ **文献**

1）「CKD診療ガイド2012」編／日本腎臓学会，東京医学社，2012

2）「AKI（急性腎障害）診療ガイドライン2016」編／AKI（急性腎障害）診療ガイドライン作成委員会，東京医学社，2016

3）Kellum JA, et al：Developing a consensus classification system for acute renal failure. Curr Opin Crit Care, 8：509-514, 2002

4）Mehta RL, et al：Acute Kidney Injury Network: report of an initiative to improve outcomes in acute kidney injury. Crit Care, 11：R31, 2007

5）KDIGO Clinical Practice Guideline for Acute Kidney Injury（www.kdigo.org/pdf/2013KDIGO_AKI_ES_Japanese.pdf）

表5 ●かかりつけ医から腎臓専門医・専門医療機関への紹介基準[7]

原疾患	蛋白尿区分			A1	A2	A3
糖尿病	尿アルブミン定量（mg/日）			正常	微量アルブミン尿	顕性アルブミン尿
	尿アルブミン/Cr比（mg/gCr）			30未満	30〜299	300以上
高血圧 腎炎 多発性嚢胞腎 その他	尿蛋白定量（g/日）			正常 （−）	高度蛋白尿 （±）	高度蛋白尿 （＋〜）
	尿蛋白/Cr比（g/gCr）			0.15未満	0.15〜0.49	0.50以上
GFR区分 （mL/分/ 1.73m²）	G1	正常または高値	≧90		血尿＋なら紹介，蛋白尿のみならば生活指導・診療継続	紹介
	G2	正常または軽度低下	60〜89		血尿＋なら紹介，蛋白尿のみならば生活指導・診療継続	紹介
	G3a	軽度〜中等度低下	45〜59	40歳未満は紹介，40歳以上は生活指導・診療継続	紹介	紹介
	G3b	中等度〜高度低下	30〜44	紹介	紹介	紹介
	G4	高度低下	15〜29	紹介	紹介	紹介
	G5	末期腎不全	＜15	紹介	紹介	紹介

上記以外に，3カ月以内に30％以上の腎機能の悪化を認める場合はすみやかに紹介．
上記基準ならびに地域の状況などを考慮し，かかりつけ医が紹介を判断し，かかりつけ医と専門医・専門医療機関で逆紹介や併診などの受診形態を検討する．

腎臓専門医・専門医療機関への紹介目的（原疾患を問わない）

1) 血尿，蛋白尿，腎機能低下の原因精査．
2) 進展抑制目的の治療強化（治療抵抗性の蛋白尿（顕性アルブミン尿），腎機能低下，高血圧に対する治療の見直し，二次性高血圧の鑑別など）．
3) 保存期腎不全の管理，腎代替療法の導入．

原疾患に糖尿病がある場合

1) 腎臓内科医・専門医療機関の紹介基準に当てはまる場合で，原疾患に糖尿病がある場合にはさらに糖尿病専門医・専門医療機関への紹介を考慮する．
2) それ以外でも以下の場合には糖尿病専門医・専門医療機関への紹介を考慮する．
　①糖尿病治療方針の決定に専門的知識（3カ月以上の治療でもHbA1cの目標値に達しない，薬剤選択，食事運動療法指導など）を要する場合．
　②糖尿病合併症（網膜症，神経障害，冠動脈疾患，脳血管疾患，末梢動脈疾患など）発症のハイリスク者（血糖・血圧・脂質・体重などの難治例）である場合．
　③上記糖尿病合併症を発症している場合．
　なお，詳細は「糖尿病治療ガイド」を参照のこと．

（作成：日本腎臓学会，監修：日本医師会）

（文献7より転載）

6) Schetz M & Schortgen F：Ten shortcomings of the current definition of AKI. Intensive Care Med, 43：911–913, 2017
7)「エビデンスに基づく CKD診療ガイドライン2018」編／日本腎臓学会，東京医学社，2018

第6章 ステップアップの知識！ 原理や最新知見を知って，さらによい透析を！

3 緊急透析の適応

Lv. ★☆☆

緊急透析の適応は**表1**の通りです[1]．

1 利尿薬に不応の溢水

どんな状態を「利尿薬が効かない」と定義するかが問題になるのですが，高用量のフロセミド（1.0〜1.5mg/kg）を投与しても尿量が200mL/2時間であれば，利尿薬不応とするのが臨床的にも理に適っていると思われます[2]．

2 高カリウム血症

心電図変化を伴う（P波が消失しQRS幅が広くなる）高カリウム血症は透析したほうが無難だと思います（もちろんグルコン酸カルシウムの静注やグルコースインスリン療法などを併用しながらです）．以前の心電図と比べられればベストですが，わからないものは高カリウム血症に伴う変化と考えたほうがよいでしょう．

それでは，心電図変化のない高カリウム血症はどうするのか？　これ

表1 ● 緊急透析の適応[1]

古典的適応（絶対的適応）	相対的適応
① 利尿薬に不応の溢水（主に心不全） ② 高カリウム血症（心電図以上を伴う） ③ 極度のアシドーシス（pH＜7.15, H_2CO_3＜15mmol） ④ ある種の中毒（タンパク結合率が50％以下の薬剤，分子量が小さい薬剤）	① 容量負荷に耐えられない場合 ② 腎機能が急速に悪くなる場合

はいまだ結論が出ていません．私が指導するときに言うのは「この後，尿がでてKが下がるならば経過を見てよいし，尿が出る保証がない場合は入院してもらい補液などをして様子をみる必要があるだろう」です．

● Kのコントロール

Kの主な排泄経路は尿です．尿が出ない状態，例えば透析患者や脱水状態の高カリウム血症は危険です．この場合は透析を併用，またはいつでも透析できる状態でスタンバイする必要があります．

保存期腎不全の患者で，「元気に外来に来たらKが6.0mEq/dLだけど，心電図変化がない」．こんな場合はどうしましょうか？私だったらRAA系阻害薬を中止して，利尿薬と高カリウム血症治療薬を出して，生野菜・果物禁止にして1週間後に再診します．

> ［利尿薬］フロセミド（ラシックス®錠20mg），1日1回，1回2錠
> ［高K血症治療薬］ポリスチレンスルホン酸Ca（カリメート®経口液），1日3回，1回2包

前述したように高カリウム血症を診るポイントは「これ以上Kを身体に入れずに，Kを外から出す」です．

> ・Kを入れない：野菜の制限，果物の制限，K吸着剤の投与
> ・Kを外に出す：ループ利尿薬，透析

グルコースインスリン療法や重炭酸の静注はあくまで細胞内に血中のKを押し込む治療です．また，カルチコール®（グルコン酸カルシウム）の静注は心筋細胞のKに対する反応を低くする（閾値を高くする）だけです．薬物療法だけで安心せずに「この後に尿が出るか？」で考え，出る保証がない場合は透析のバックアップを用意しましょう．

● Kが高くなりやすい人は？

　私が以前調べたところ，身体の小さい人はKが高値になりやすいようです．Kは細胞内に貯留されるため，水々しい果物にはKが多くなります．人では筋肉がKのプールとなっています．身体が小さい人はKをプールする筋肉も少ないために，血中へKが出てきやすくKが高値になりやすいようです．そのため，小柄な方を診るときはRAA系阻害薬に十分に注意する必要があります．

● 食事指導

　巷では「バナナを食べるな！」と目の敵にされます．確かにバナナは中サイズ1本でKが360mgと多いです．でも，バナナそんなに食べますか？1本でお腹いっぱいになりますよね．個人的にはミカンの方が危ないと思います．小サイズ2個でKが130mgありますが，ミカンって際限なく食べられちゃいます．というわけで，「ジューシーなものはKが多いからほどほどに，全然ダメではないですよ」と指導しています．

3 極度のアシドーシス

　私自身は，アシドーシスで緊急透析を行った経験がほとんどありません．糖尿病性ケトアシドーシスの場合，病態の基本が脱水なので，補液して心不全傾向になった場合は透析が必要になるかもしれません．

　透析は不揮発性の酸を取り除くことができるので代謝性アシドーシスには有効です．例えば，メトホルミンによる乳酸アシドーシスに有効だった例[3]やアルコール性ケトアシドーシスに有効だった例[4]などは重要だと考えます（患者数が多いと想定できるため）．私も代謝性アシドーシスにのみ有効だとばかり思っていましたが，CO_2ナルコーシスをきたすような症例で，透析液の重炭酸濃度を低減することにより，ナルコーシスを予防できたという報告がありました[5]．

4 薬物中毒

　各論になってしまいますが，メタノール中毒に効くという報告があります[6]．なぜか犬がエタノール中毒になって透析が有効だったという報告もあります[7]．さらに，なぜか採掘のときに使われるFracking Fluidという液体によりメタノール中毒がアウトブレイクしたという報告がありました[8]．

　また，エチレングリコール（不凍液，アイスパックに使われている）の中毒例[9]や，抗ウイルス薬のアシクロビルの除去などに透析が有効とされています[10]．そう病の治療薬のリチウムの除去にも透析が有効とされていますが，ベンゾジアゼピン系はタンパク結合率が強いため血液透析が無効です[11]．他にもメトトレキサートによる急性腎障害に有効だったり[12]，カフェイン中毒を緊急透析で救命できたという話があったりします[13]．どういう薬物中毒に透析が有効で無効か，よく知っておく必要があります．ちなみに血液透析・吸着が有効なものの覚え方として，CAT MEALというTipsがあり，とても覚えやすいです（ネットで見かけました）．C：カルバマゼピン，カフェイン，A：抗痙攣薬（anticonvulsant），T：テオフェリン，M：メタノール，E：エチレングリコール，A：アスピリン，L：リチウムとなります．

◆ 文献

1) Schetz M, et al : Does this patient with AKI need RRT? Intensive Care Med, 42 : 1155-1158, 2016

2) Koyner JL, et al : Furosemide Stress Test and Biomarkers for the Prediction of AKI Severity. J Am Soc Nephrol, 26 : 2023-2031, 2015

3) 池田大輔，他：メトホルミン大量内服の1例：血液透析の適応についての検討．糖尿病，54：820-824，2011

4) 粕谷忠道，他：アルコール性ケトアシドーシスに対する高流量持続的濾過透析の施行経験．日本臨床救急医学会雑誌，18：528-531，2015

5) 緒方愛衣，他：透析液重炭酸濃度の低減により透析中のCO_2ナルコーシスを防げた高齢の慢性高CO_2血症の2例．透析会誌，47：209-215，2014

6) Kute VB, et al : Hemodialysis for methyl alcohol poisoning: a single-center experience. Saudi J Kidney Dis Transpl, 23 : 37-43, 2012

7) Keno LA & Langston CE：Treatment of accidental ethanol intoxication with hemodialysis in a dog. J Vet Emerg Crit Care (San Antonio), 21：363-368, 2011

8) Collister D, et al：A Methanol Intoxication Outbreak From Recreational Ingestion of Fracking Fluid. Am J Kidney Dis, 69：696-700, 2017

9) 山田剛久，西尾康英：意識障害で発症し血液透析療法が奏効したエチレングリコール中毒の1例．透析会誌, 37：169-173, 2014

10) 江川裕美，他：帯状疱疹の加療中に急性腎不全，アシクロビル脳症を発症した1例．洛和会病院医学雑誌, 21：65-67, 2010

11) 冨岡譲二，村田厚夫：血液浄化法について．中毒研究, 20（4）：365-366, 2007

12) Fujikura E, et al：Blood purification therapies in methotrexate-induced acute kidney injury：four case reports. Renal Replacement Therapy, 3：48, 2017（https://doi.org/10.1186/s41100-017-0129-4）

13) 提嶋久子，他：血液透析療法により救命できた致死的カフェイン中毒（Successful treatment of a fatal caffeine overdose with hemodialysis）．日本救急医学会雑誌, 28：42-47, 2017

第6章 ステップアップの知識！原理や最新知見を知って，さらによい透析を！

4 透析導入時の処方とタイミング

Lv. ★☆☆

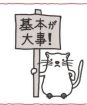

第1章-2は臨時透析についてでした．これとは別に，慢性腎不全で維持透析が必要になる最初の部分を導入期とよびます．おおむね最初の透析から1カ月程度を導入期とよびます．この透析をはじめるにあたっては，次のような処方例になります．

- 透析時間：3〜4時間
- 血流量（Q_B）：100〜150 mL/分
- 抗凝固薬：ヘパリン初回1,000単位，持続500単位
- ダイアライザ：膜面積の一番小さいもの

● 除水を行う

除水をかけるかどうかは，体液量が過剰か否かで決めます．初回は「不均衡症候群が起こるから効率は低く」ということが巷で言われています．体のなかの浸透圧などが急速に変わるために，細胞が浮腫をきたすと推察されていますが，このことを明らかにした論文は見つけられませんでした．

当院で調べたところ，初回透析時にほかに原因のない頭痛，嘔気・嘔吐などが生じた症例が約3割いました．これらの発症要因として，代謝性アシドーシスが強い症例（HCO_3^-が16 mmol/L以下）がリスク因子の1つでした．命に別状はないですが，やはり不愉快な透析のスタートはよくないですから，保存期腎不全（透析に入る前の状態）からしっかりと管理していくことが重要かと思います．

● いつから透析を始める？

本書は血液透析の本ですが，「いつから透析をはじめた方がよいか？」という結論は依然として出ておりません．「維持血液透析ガイドライン：血液透析導入」によれば，早期開始（eGFR＞10mL/分/1.73m²）と晩期開始（eGFR＝5～7mL/分/1.73m²）では予後に差がなかったとあります[1]．しかしながら，eGFRが低くなるまで待つことができた群では予後がよかったとありますが[2, 3]，症状が出ない人が体力があるという解釈もできます．まだまだ研究の余地があるところです．

恒久的ブラッドアクセスを使用して透析を開始すると，予後がよく在院日数が短いという報告[4]が臨床上の印象と合致するため，当院では計画的にブラッドアクセスを作成し，現在では約85％がバスキュラーアクセスによる導入となっております．

どのタイミングで透析をはじめるかも大事な問題です．バスキュラーアクセスを作成後，次の症状が出現したら，透析を開始するようにしています．

・食思不振

・利尿薬に反応しない体液過剰

・ESA製剤を増量したにもかかわらず改善しない貧血

・栄養状態の悪化

・Ca値とP値の逆転（P値がCa値よりも高くなる）

◆ 文献

1 ）Cooper BA, et al：A randomized, controlled trial of early versus late initiation of dialysis. N Engl J Med, 363：609-619, 2010

2 ）Hwang SJ, et al：Impact of the clinical conditions at dialysis initiation on mortality in incident haemodialysis patients: a national cohort study in Taiwan. Nephrol Dial Transplant, 25：2616-2624, 2010

3 ）Higuchi S, et al：Potential Benefit Associated With Delaying Initiation of Hemodialysis in a Japanese Cohort. Kidney Int Rep, 2：594-602, 2017

4 ）Lorenzo V, et al：Predialysis nephrologic care and a functioning arteriovenous fistula at entry are associated with better survival in incident hemodialysis patients: an observational cohort study. Am J Kidney Dis, 43：999-1007, 2004

第6章 ステップアップの知識！原理や最新知見を知って，さらによい透析を！

5 CHDFに期待しすぎてはいけない

Lv. ★☆☆

　D（Dialysis：透析）とF（Filtration：濾過）の違いはどこにあるのでしょうか？　簡単に言うとターゲットにする分子量が若干違います．血液透析（HD）は小分子の除去が得意で，濾過（F）は大分子の除去が得意です．この2つの長所を合わせたのが血液濾過透析（hemodiafiltration：HDF）です（図1）．

　オンラインHDFでは透析患者の予後を改善したという報告[1]がありますし，高置換量でできれば予後を改善されるのはメタアナリシスからも示唆されます[2]．

　しかし，これらはあくまで維持透析としてのHDFの話です．ICUなどで行われるCHDFはどうでしょうか？

　CHDFは持続的腎代替療法（continuous renal replacement

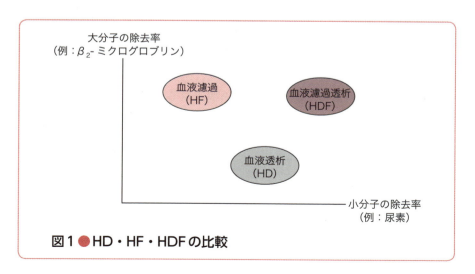

図1 ● HD・HF・HDFの比較

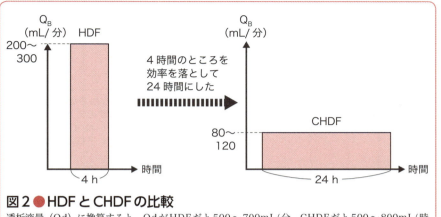

図2 ● HDFとCHDFの比較

透析液量（Qd）に換算すると，QdがHDFだと500〜700mL/分，CHDFだと500〜800mL/時（10mL/分程度）です．

therapy：CRRT）の1つです．

　CHDFが必要な状態は，原則的にHDが必要なときと一緒です．すなわち，尿毒素の除去，アシドーシスの補正，電解質の調整を行う場合です．

　全身状態が不良であり，間欠的な透析では恒常性を維持できない場合，主に血圧が低いなどの理由で低血流量でせざるを得ない場合にCHDFという選択肢をとっています．普段，HDFではQ_B 200〜300mL/分で行うところを80〜120mL/分程度で長く行うのがCHDFです．これは効率を落として長く緩やかに行っている，ということです（図2）．

　このCHDFにHD＋αのことを期待されることがありますが，この＋αがないことを端的に表している報告がいくつもあります．低強度（15mL/kg/時）のCHDFでも急性腎不全患者の予後が悪くなることはありません（図3）[3]．敗血症＋AKIの242例に通常強度（40mL/kg/時）と高強度（80mL/kg/時）でCHDFを行ったところ，高強度で炎症サイトカインが減ったが28日死亡率は差がなく[4]，むしろ高強度のCHDFでは敗血症性ショックによりAKI患者の予後を悪くしたとい

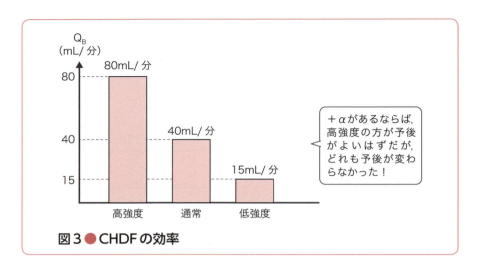

図3● CHDFの効率

う報告もあります[5]．

これらからどんなCHDFをするかよりも，どの**タイミング**で血液浄化（renal replacement therapy：RRT）を開始するかが大事だと示唆されます．

CHDFのデメリットももちろんあり，微量元素が抜けたり，P値が低くなったり，抗菌薬が十分な血中濃度に達しなかったりすることがあります（**CRRT trauma**とよばれます）．つまりはCHDFに期待しすぎずに原疾患の診断と治療へ全力投球する必要があるということです．

◆ 文献

1）Maduell F, et al：High-efficiency postdilution online hemodiafiltration reduces all-cause mortality in hemodialysis patients. J Am Soc Nephrol, 24：487-497, 2013
2）Mostovaya IM, et al：Clinical evidence on hemodiafiltration: a systematic review and a meta-analysis. Semin Dial, 27：119-127, 2014
3）Uchino S, et al：Validity of low-intensity continuous renal replacement therapy*. Crit Care Med, 41：2584-2591, 2013
4）Park JT, et al：High-Dose Versus Conventional-Dose Continuous Venovenous Hemodiafiltration and Patient and Kidney Survival and Cytokine Removal in Sepsis-Associated Acute Kidney Injury: A Randomized Controlled Trial. Am J Kidney Dis, 68：599-608, 2016
5）Mayumi K, et al：IMPACT OF CONTINUOUS RENAL REPLACEMENT THERAPY INTENSITY ON SEPTIC ACUTE KIDNEY INJURY. Shock, 45：133-138, 2016

第6章 ステップアップの知識！原理や最新知見を知って，さらによい透析を！

6 急性腎障害に対する血液浄化の適応とタイミング

Lv. ★☆☆

第6章-5でタイミングが大事だ！と言ったものの，実は依然として決着がついていません．

観察研究はたくさんあり，それらをメタ解析した研究[1]では急性腎障害（AKI）に対して早期にRRTを行うとよいとされていますが，3つのランダム化比較試験ではAKIに対して早期のRRTのメリットを見出せませんでした[2〜4]．

AKIのKDIGO分類はAKIを論じるうえである程度標準化されます．なお，過去の報告では「急性腎障害」の定義が異なっていたり，「早期」や「通常」の基準に違いがあるものの，早期と通常で予後に差がなく，通常群では約1〜4割の患者がRRTをしないですんでいます（透析導入のタイミングは，施設ごと医師によっても違ってくるのが現状です）．

AKIKI試験[5]では，早期群と通常群の60日予後に差はありませんでした（なお，論文中にはdelayedとありますが通常の診療の範囲です．早期は登録後すぐに血液浄化をしています）．通常群のうち透析をしないですんだ患者は50％もいた一方で，通常群のうち透析が必要になった患者は最も予後が悪かった，ということになります（図1）．

同時期に出たELAIN研究[6]は早期群の90日予後が最もよかったとしていますが，ちょっと極端なデータなので（Delay群のほうが明らかに腎機能が悪かったのです）さらなる追試が必要だと思います．

最近，敗血症に関連するAKIでは，RRTの開始時は90日死亡率に関係なかったという報告もありました[7]．

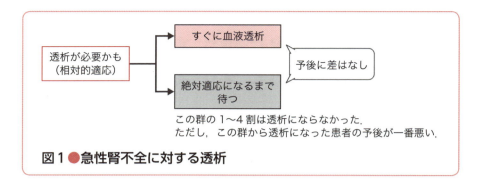

図1 ● 急性腎不全に対する透析

　画一的に透析のタイミングを模索するよりは，AKIに進行する過程（尿量の減少やCrの微細な上昇）をしっかり把握するのが最も重要になってきそうです．

◆　◆　◆

　AKIの原因・病態を腎臓専門医の視点で考えてみると，脱水やショック，腎血流を減少させる薬剤など腎前性が最初の契機か否かから鑑別と診断をスタートします．さらに最初の契機が糸球体か（病原性大腸菌による溶血性尿毒症症候群など），尿細管（薬剤がダイレクトに尿細管細胞に障害を与えるなど）かを鑑別します．腎前性から腎性へは血流障害を受けた尿細管や糸球体の虚血性変化と考えます．原因への介入，予後への見通しも少しずつ違ってきます．

　ここからは私見になりますが，現実的なRRT開始のタイミングは次のように考えています．

- 絶対的適応であれば，ためらわずRRT開始．
- 絶対的適応でない場合は，原因を鑑別しながらAKIN基準のステージ分類にそって慎重に経過観察し，ステージ3ではRRT開始．

> 72時間程度十分な尿量が確保できない場合にもRRT開始.

◆ 文献

1) Wierstra BT, et al : The impact of "early" versus "late" initiation of renal replacement therapy in critical care patients with acute kidney injury: a systematic review and evidence synthesis. Crit Care, 20 : 122, 2016

2) Bouman CS, et al : Effects of early high–volume continuous venovenous hemofiltration on survival and recovery of renal function in intensive care patients with acute renal failure: a prospective, randomized trial. Crit Care Med, 30 : 2205–2211, 2002

3) Jamale TE, et al : Earlier–start versus usual–start dialysis in patients with community–acquired acute kidney injury: a randomized controlled trial. Am J Kidney Dis, 62 : 1116–1121, 2013

4) Wald R, et al : Comparison of standard and accelerated initiation of renal replacement therapy in acute kidney injury. Kidney Int, 88 : 897–904, 2015

5) Gaudry S, et al : Initiation Strategies for Renal–Replacement Therapy in the Intensive Care Unit. N Engl J Med, 375 : 122–133, 2016

6) Zarbock A, et al : Effect of Early vs Delayed Initiation of Renal Replacement Therapy on Mortality in Critically Ill Patients With Acute Kidney Injury: The ELAIN Randomized Clinical Trial. JAMA, 315 : 2190–2199, 2016

7) Barbar SD, et al : Timing of Renal–Replacement Therapy in Patients with Acute Kidney Injury and Sepsis. N Engl J Med, 379 : 1431–1442, 2018

第6章

ステップアップの知識！原理や最新知見を知って，さらによい透析を！

第6章 ステップアップの知識！原理や最新知見を知って，さらによい透析を！

7 新しいマーカー
NLR と Mg

Lv. ★☆☆

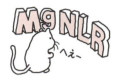

1 NLR（好中球リンパ球比）

　Alb値やP値などは透析患者の予後に重要ですが，われわれの研究では好中球リンパ球比（neutrophil-lymphocyte ratio：NLR）も重要だとわかってきました．ごく簡単に言うとストレスがかかると増えるのが好中球で，栄養状態が悪くなると減るのがリンパ球です（図1）．この比率であるNLRが高い（好中球が上がる，リンパ球が下がる）と予後が悪い，と言う報告を行いました（図2A）[1]．NLRはがん患者の予後予測因子や，心血管イベントの予測マーカーとしても使われています．

　『未来免疫学』[2]という本があり，顆粒球が多い人は寿命が短いと書いてあります．副交感神経を活性化すると長生きできるという話はおそらく，このリンパ球を増やすことによってNLRを下げることになる

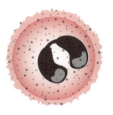
好中球
感染，交感神経が
優位になると上昇

リンパ球
栄養悪化，副交感神経が
優位になると減少

図1 ●好中球とリンパ球

(132) 誰も教えてくれなかった血液透析の進めかた教えます

のでしょう.

DWも大丈夫，貧血もよいコントロール，P値もよいけど，いつもNLRが4〜5あるような患者がいたら，無症候性心筋虚血がないか？間歇的跛行で困っていないか？ 透析患者が起こしやすい心血管合併症がないか？ 1年前と比べて体重が減っていないか？ 胸の写真をいつもよりよくみるなど，あらゆる角度から考えることが患者の健康寿命のために役立つと思っています.

2 Mg（マグネシウム）

透析患者の便秘に対して「酸化マグネシウムを使うな！ 透析患者には蓄積するのだ！」と昔オーベンに言われたことがあります．確かにその通りです．透析患者が高マグネシウム血症（>4mg/dL）になると重篤な不整脈を起こして予後が悪くなると言われています.

しかし，正常範囲あるいは正常下限以下ではそうではないようです.

血清マグネシウム濃度が低い群では，通常群と比べて予後が悪いことが一般住民や心筋梗塞後の患者でも知られています[3, 4].

そこで，透析患者についても調べたのが図2Bであり[5]，Mg値が低いと予後が悪くなることがわかりました（Caで補正してあります）．われわれはほかにも補正Ca値が高いと石灰化スコアが高くなり，予後も悪くなるという報告[6]をしています（図2C）.

もちろん観察研究であり，マグネシウムを補充すれば予後がよくなると一概にはいえません．ただ，Mg値が低い患者をみたら，しっかり背景を探る意識をもった方がよいでしょう[7]．ルーチンに測る検査ではないですが，これから先は重要になってくると思います.

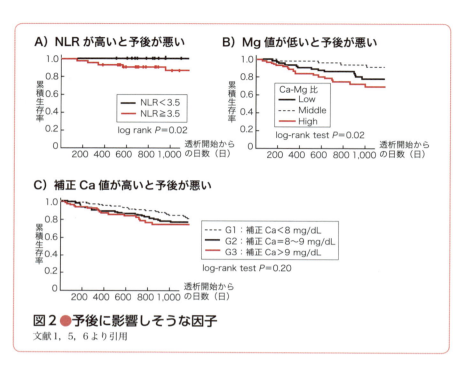

図2 ● 予後に影響しそうな因子
文献1，5，6より引用

◆ 文献

1) Sato H, et al：Pre-Dialysis Neutrophil-Lymphocyte Ratio, a Novel and Strong Short-Term Predictor of All-Cause Mortality in Patients With Diabetic Nephropathy: Results From a Single-Center Study. Ther Apher Dial, 21：370-377, 2017

2) 『未来免疫学 —あなたは「顆粒球人間」か「リンパ球人間」か』（安保 徹/著），インターメディカル，1997

3) Murat Ç, et al：The Serum Calcium to Magnesium Ratio İn Patients With Acute Coronary Syndrome. Acta Med Mediterr, 32：691-697, 2016

4) Del Gobbo LC, et al：Circulating and dietary magnesium and risk of cardiovascular disease: a systematic review and meta-analysis of prospective studies. Am J Clin Nutr, 98：160-173, 2013

5) Sato H, et al：Evaluation of the Predictive Value of the Serum Calcium-Magnesium Ratio for All-Cause and Cardiovascular Mortality in Incident Dialysis Patients. Cardiorenal Med, 8：50-60, 2018

6) Sato H, et al：Risk of cardiovascular mortality predicted by the serum calcium level and calcification score at the initiation of dialysis. Clin Exp Nephrol, 22：957-966, 2018

7) Sakaguchi Y, et al：Effects of Magnesium on the Phosphate Toxicity in Chronic Kidney Disease: Time for Intervention Studies. Nutrients, 9：E112. doi：10.3390/nu9020112, 2017

第6章 ステップアップの知識！原理や最新知見を知って，さらによい透析を！

8 フットケアを忘れずに
足がないと長生きできませんよ！

Lv. ★★☆

　透析患者の足はとても大事です（もちろん，目鼻耳も指も親から生まれたときにもらったものはどれも大事です）．

　透析患者における初回下肢切断からの予後をみると（図1）[1]，1カ月生存率が83％，1年生存率が57％，3年生存率が30％となっています[1]．すなわち，足を切断するとその後に心血管イベントを起こして死亡するリスクがきわめて高いということです．

　自施設では，月に1回フットケアを行います．当院では**表1**のようなチェックシートをつくって，確認しています．このうえでABI検査（感度30％と低いですが）を行っています．閉塞性動脈硬化症の患者では原則年1〜2回の算定が認められています．糖尿病患者は下肢の

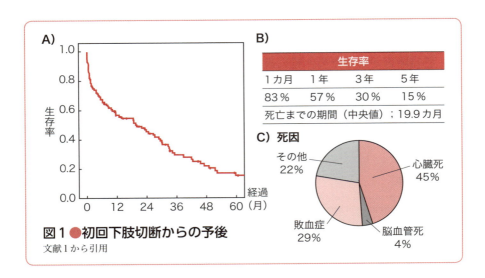

図1 ● 初回下肢切断からの予後
文献1から引用

表1 ● 透析フットケア（当院のチェックシート）

ABI歴	yyy/mm/dd　右@@/左@@
潰瘍	なし・あり（具体的な場所，大きさ，深さ）
感染	なし・あり（具体的な場所）
爪の手入れ	良好・不良
胼胝	なし・あり
鶏眼	なし・あり
色調	良好・不良
冷感	なし・あり
足背動脈	
右	触知良好，触知せず
左	触知良好，触知せず
後脛骨動脈	
右	触知良好，触知せず
左	触知良好，触知せず
間欠性跛行	なし・あり（FontainⅠ，Ⅱ，Ⅲ，Ⅳ），評価不能（歩行不能）
プラン	
・このまま継続（なにかあったら申し出るように） 指導内容（重点的に指導したことを残す） ・歩いて痛くなったら申し出るように ・靴履く前に小石など入って居ないことを確認すること ・お風呂の時に自分の脚をよく観察すること ・湯たんぽやカイロは使わないこと ・爪が気になる際には申し出てください	

感覚障害があるため，靴に入った小石で潰瘍をつくったり，湯たんぽやホッカイロによる低温ヤケドで潰瘍を生じ，感染して切断に至るという例はたくさんあります．こういうことを地道にわかりやすく指導していくことが大事です．

◆ 文献

1）Serizawa F, et al：Mortality rates and walking ability transition after lower limb major amputation in hemodialysis patients. J Vasc Surg, 64：1018–1025, 2016

第6章 ステップアップの知識！原理や最新知見を知って，さらによい透析を！

9 造影剤使用時の透析の考え方は？

Lv. ★★☆

「腎障害患者におけるヨード造影剤に関するガイドライン」[1] があり，次のように定められています．

- 造影剤でアレルギー症状のために透析除去 →YES
- 造影剤の容量負荷で溢水のために透析除去 →YES
- 造影剤腎症の予防のために透析 →NO

予防目的の推奨グレードは次の通りです．

- 最小限の造影剤（グレードA）
- 生理食塩水の輸液（グレードA）

ちなみに，飲水や重曹では造影剤腎症の予防はできないために推奨されていません（グレードC）．

アセトアミノフェン中毒解毒剤（アセチルシステイン）も造影剤腎症の予防効果を期待されていましたが，大規模研究で否定されました[2]．

いずれにせよ，ハイリスク患者については次のことを留めておき，副作用が起こったら即対応する体制を整えるのが大事でしょう．最近出た論文では，患者が具合悪いから造影剤腎症を起こすという話がでており，妙に納得しました[3]．

- 腎機能が悪いほど造影剤腎症のリスクが高まる
- 造影剤を頻回に使うほど造影剤腎症のリスクが高まる

MRIに使われるガドリニウム造影剤は，eGFR＜30mL/分/1.73m^2

以下で**禁忌**になっています．腎性全身性線維症（nephrogenic sys-temic fibrosis：NSF）を起こす可能性が示唆されていますので，原則使わない方がよいでしょう（利益がリスクを大きく上回るときだけに留めて，使うとしてもNSFの報告が少ない造影剤にするのがよいでしょう）．

◆ 文献

1）「腎障害患者におけるヨード造影剤に関するガイドライン 2018」（日本腎臓学会，日本医学放射線学会，日本循環器学会／編），東京医学社，2018

2）Weisbord SD, et al：Outcomes after Angiography with Sodium Bicarbonate and Acetylcysteine. N Engl J Med, 378：603-614, 2018

3）Aycock RD, et al：Acute Kidney Injury After Computed Tomography：A Meta-analysis. Ann Emerg Med, 71：44-53, 2018

Column

至適透析の考え方

　「よい透析とはなんですか？」と問われた場合，最終的には医師や患者の哲学だと思っています．私は長期予後が期待できる患者であれば，しっかり食べられてしっかりと毒素を抜く治療がベストだと思っており，4時間×週3回が最低ラインだと思います．

　もちろん仕事や今しかできないことがある！という患者には自由度の高い腹膜透析（peritoneal dialysis：PD）がよいと思いますし，家族と家で過ごしたい方には家庭透析（home hemodialysis：HHD）も選択に入ると思います（ただ，自分や家族で管理することや金銭面などを話すとハードルが高い実情がありますが…）．

　しっかりと透析を受けてフルタイムで働きたいという患者には，オーバーナイトのHDをするという選択肢もあるでしょう．

　いずれにせよ，腎代替療法を医療者主導にするのではなく，患者のライフスタイルに合った情報提供が重要であると思います．

　本書では「元気に長生きできるであろう」透析処方について解説をしてきましたが，第1章-6で述べたように，透析をずっと続けるか？ということもキチンと考えて，透析を始めるときも通っているときも止めるときも，頼りになる医療者でありたいと考えています．

第6章

ステップアップの知識！原理や最新知見を知って，さらによい透析を！

139

索 引
INDEX

欧文

A

ADL	29，63
AKI	115
AKIN 基準	116
Alb	22，34

C

Ca	35
CHDF	126
CKD	115
CKD–MBD	72
CRRT trauma	128
CTR	45

D・E

DW	15，33，40
EF	57
ESA 製剤	65
ESA 抵抗性	111

H

hANP	43，56
Hb	35
HDF	90，109
HFpEF	57
HIT	15

I・K

In Out Balance	26
IVC	57
KDIGO	117
Kt/V	36

M・N

Mg	133
MRI	137
NLR	132
NSF	138

P・Q

P	35
PTH	35，84
Q_B	19

R・S

RAA系阻害薬	69
recovery time	41
RET	69
RIFLE 基準	116
RPGN	115
Shared Decision Making	32

T・V・W

TRPG	43，57
TSAT	67
VA	96
VAIVT	95
whole PTH	36

誰も教えてくれなかった血液透析の進めかた教えます

和 文

あ行

フェロミア®	67
アシドーシス	26, 121
アルブミン	22, 34
アルブミンふるい係数	19
アレジオン®	101
インアウトバランス	26
エスポー®	65
エテルカルセチド	83
エピナスチン塩酸塩	101
エポエチン アルファ	65
エポエチン ベータ	65
エポエチン ベータ ペゴル	65
エボカルセト	83
エポジン®	65
エリスロポエチン	63
塩分	58
オルケディア®	83
オンラインHDF	111

か行

拡散	109
下大静脈	57
かゆみ	101
カリメート®	120
カルシウム	35
カルシウム拮抗薬	51
カルシミメティクス	83
カルタン®	78
カルニチン	70

感染症	104
キックリン®	78
揮発性酸	26
急性腎障害	115, 129
急速進行性糸球体腎炎症候群	115
胸水	50
胸部X線	45
緊急透析	119
クエン酸第二鉄水和物	78
血圧	47
血液浄化療法	12
血液透析用バスキュラーアクセスのインターベンションによる修復	95
血液濾過透析	90, 109, 112
血管拡張薬	47
血管石灰化	72
血流量	19
限外濾過	109
原理	109
高カリウム血症	119
抗凝固薬	14
抗菌薬	104

さ行

最大除水	16
三尖弁収縮期圧較差	57
失血	68
至適透析	139
シナカルセト	83
消化管出血	89
除水速度	54
白取の基準	102
心エコー	56

心胸郭比	43, 45
腎性全身性線維症	138
腎性貧血	63
心拍出量	47
心不全	63
新レスタミンコーワ軟膏	101
スクロオキシ水酸化鉄	78
生存率	28, 30
セベラマー塩酸塩	78
造影剤	137
そう痒	102

た行

ダイアライザ	13, 17, 113
体重増加	58
体組成計	61
ダルベポエチン アルファ	65
段階除水	54
炭酸ランタン	78
超高齢者	31
沈降炭酸カルシウム	78
低カルシウム血症	84
鉄欠乏性貧血	67
透析液	114
透析指数	25
透析低血圧	87
透析の見合わせ	32
糖尿病性ケトアシドーシス	121
動脈硬化	72
ドライウェイト	15, 33, 40
トランスフェリン飽和度	67

な行

ナファモスタットメシル酸塩	15
ナルフラフィン塩酸塩	101
ネスプ®	65

は行

パーサビブ®	83
バスキュラーアクセス	96
発熱	104
ピートル®	78
ビキサロマー	78
ビタミンD	81
標準化透析量	36
病歴聴取	38
フェジン®	67
フェロミア®	67
フォスブロック®	78
不揮発性酸	26
副甲状腺ホルモン	35
フサン®	15
浮腫	49
フットケア	135
フロセミド	120
平均余命	30
ヘパリン	14
ヘモグロビン	35
ホスレノール®	78
ポリスチレンスルホン酸Ca	120

ま行

マグネシウム	133
膜面積	19
末梢血管抵抗	47
慢性腎臓病	115
慢性腎臓病に伴う骨ミネラル代謝異常	72
ミルセラ®	65
網赤血球数	69

や行

薬物中毒	122
予後	36

ら行

ラシックス®	120
リオナ®	78
利尿薬	62, 119
リフィリング	53
リン	35
レグパラ®	83
レナジェル®	78
レミッチ®	101

◆著者プロフィール

長澤　将（Tasuku Nagasawa）

1996年3月 宮城県仙台第二高等学校 卒業．2003年3月 東北大学医学部 卒業．2003年4月 古川市立病院（現：大崎市民病院）で初期研修を開始．臨床研修医義務化の前の最後の年であり，内科のスーパーローテーションを行なった．2005年4月 仙台社会保険病院（後期研修，現：JCHO 仙台病院）で腎臓内科としての後期研修を開始．2007年4月 東北大学腎・高血圧・内分泌科の大学院に進学．伊藤貞嘉教授の"Strain Vessel 理論"の基礎研究を行い，動物実験で仮説を証明した．2009～2011年 Medical College of Wisconsin 留学．腎臓生理学の研究を行なった．ミルウォーキーはハーレーダビッドソンの本社があり，アメリカでバイクの免許を取得しハーレーを乗り回す．震災を機に日本へ戻る．このミルウォーキー生活では地元のアメリカンフットボールチームのグリーンベイ・パッカーズがスーパーボウルに勝ち大喜びする，また，二年で好きなミュージシャンのライブを100近く行き大いに楽しんだ．2012年 東北大学大学院を修了し医学博士の取得後，石巻赤十字病院へ赴任．在任中に600以上の腎生検，400以上の血液透析導入，100以上の学会発表，20報以上の論文発表を行なう．腎生検ガイドブック，IgG4関連腎疾患ワーキンググループなどに所属し，Webによるアンケート方式などを推進した．2018年4月 東北大学腎・高血圧・内分泌科 助教．2019年4月 同講師．

誰も教えてくれなかった
血液透析の進めかた教えます

2019年7月1日　第1刷発行	著　者	長澤　将
2023年6月1日　第4刷発行	監　修	宮崎真理子
	発行人	一戸裕子
	発行所	株式会社 羊 土 社

〒101-0052
東京都千代田区神田小川町 2-5-1
TEL　　03 (5282) 1211
FAX　　03 (5282) 1212
E-mail　eigyo@yodosha.co.jp
URL　　www.yodosha.co.jp/

ⓒ YODOSHA CO., LTD. 2019
Printed in Japan

ISBN978-4-7581-1854-5　　　印刷所　　株式会社 平河工業社

本書に掲載する著作物の複製権，上映権，譲渡権，公衆送信権（送信可能化権を含む）は （株）羊土社が保有します．
本書を無断で複製する行為（コピー，スキャン，デジタルデータ化など）は，著作権法上での限られた例外（「私的使用のための複製」など）を除き禁じられています．研究活動，診療を含み業務上使用する目的で上記の行為を行うことは大学，病院，企業などにおける内部的な利用であっても，私的使用には該当せず，違法です．また私的使用のためであっても，代行業者等の第三者に依頼して上記の行為を行うことは違法となります．

JCOPY ＜（社）出版者著作権管理機構 委託出版物＞
本書の無断複写は著作権法上での例外を除き禁じられています．複写される場合は，そのつど事前に，（社）出版者著作権管理機構（TEL 03-5244-5088，FAX 03-5244-5089，e-mail：info@jcopy.or.jp）の許諾を得てください．

乱丁，落丁，印刷の不具合はお取り替えいたします．小社までご連絡ください．